トップアスリートから経営者、心の専門家まで

うまくいっている人の心を整えるコツ

ビジネス心理総研[編]

青春新書
PLAYBOOKS

たいていの人ならあきらめそうな、
つらい時期が何度も訪れる。

スティーブ・ジョブズ
Steven Paul "Steve" Jobs

人は、努力する限り迷うものだ。

ゲーテ
Johann Wolfgang von Goethe

悩みはあって当たり前。
それは生きている証であり、
常に反省している証左でもある。

松下幸之助

天才も、カリスマも、みんな弱い自分を抱えている。

それでも彼らが前に進めるのは、
「心の整え方」を知っているから。

知っているだけでなく、
実践して習慣化することに、成功したから。
それだけの違いだ。

小さな一歩を踏み出してみよう。
結果は必ず後からついてくる。

I

PROLOGUE 心を整える準備

II 超一流たちの心の整え方

1 落ち込んで立ち直れないときの心の整理術

2 イライラが収まらないときのストレス撃退のコツ

3 何もやる気がしないときのモチベーション回復の法則

4
「ここ一番」で力を発揮できるカンタン自己暗示術

5
漠然とした不安に襲われたときの感情整理法

6 心の疲れを解消する メンタルリフレッシュの秘訣

7

毎日を充実させるためのちょっとした習慣

EPILOGUE

編集協力　坂爪一郎
本文デザイン　二ノ宮匡（ニクスインク）
DTP　ハッシィ

本書の使い方

自分の仕事を成し遂げるのに、
他人の脳ミソを使えるものこそ、
大物と言える。

ドン・パイアット
Donn Piatt／米国ジャーナリスト

本書は、各界で活躍する超一流たちへの取材と、心理学を中心とした最新学術研究とをつなぎ合わせ、日々検証を行う総合研究チーム、ビジネス心理総研のメンバーが、これまで行ってきた取材の中から、超一流たちが結果を出すために実践している「心を整える技術」をピックアップし、構成したものです。
不安なとき、くじけそうなとき、ここ一番というときのあなたの力になることを願ってやまない。

ビジネス心理総研

I

心を整える準備

1 自分の価値を信じる

アメリカの経済学者が年収とメンタルの強さの関係を調べたところ、「自分がやれば、たいていのことはうまくいく」と考えている人ほど、年収が高い傾向にあることがわかった。「自分はできる」という思いを自己効力感というが、自己効力感が強いと、なぜ社会的に成功しやすいのだろうか？

「自信や逆境にめげない気持ち、運命を自分で切り開いていこうという意欲など、社会的成功は、精神力やポジティブな考え方に左右されるということです。だからこそ、〝心の持ち方〟が大切になってくるのです」経営コンサルタントのK氏は言う。

そのために、多くの人が自己暗示やイメージトレーニング、発想の転換などの心理テクニックを使って、メンタルをコントロールしようとしているが、K氏はそうしたテクニックだけでは不十分だと言う。

「自己暗示やイメージトレーニングは重要ですが、その前提として、〝自分を認め、好きになること〟が必要です。自分を好きであればあるほど、自己暗示やイメージトレーニングの効果は上がります。自分に疑いを持っている状態では、いくら自己暗示やイメージトレーニングを行っても、たいして効果はありません」

さまざまなメンタルコントロールの方法が世に出ているが、なかにはいくらやっても効果が上がらないという声も聞く。それはやり方が間違っている、真剣にやっていない、条件設定が合っていないのではなく、実は自分のことを信じていないことが原因だったのだ。

自分を信じ切っていないために、いくら暗示をかけても、イメージを植え付けても、どこかに「そんなことをやってもムダさ」という思いがあるため、暗示効果やイメージ喚起力を落としていたのだ。

「暗示効果が高いのは、『オレは最高だ』と本気で信じている人間です。過度な自己愛は問題になることもありますが、自己愛がなければ奇跡を起こすことはできない」

人は、実は誰もがかなりの能力を備えている。

ただし、その能力を知り、開放しなければならない。そのカギとなるのが〝心〟だ。

自分の力を信じ、自分が自分のファンになったとき、脳力開放の扉は開かれる。

2 自信を育てる

「能力開発セミナーで、長所と短所をできるだけ書き出すように言うと、みなさん短所はたくさんあげられますが、長所は少ない。なかには長所が一つもない方もいらっしゃる。日本人は謙虚ですから、自分の長所を並べ立てるのが苦手ですね」

能力開発コンサルタントのE氏はその奥ゆかしさが脳力開放の妨げになっていると言う。

「自分の力を最大限発揮できる状態を維持するには、心を活性化すること、つまりストレスで縮こまっているのでなく、のびのび生き生きとした状態にしておくことが必要です。そのためには、心に〝満足感〟を与えることがとても重要なんです。でも、短所ばかりに目が向いて自分に否定的でいると、心は満足感を得ることが難しい」

あれができない、これもできないと短所を気にして、自分に対して不満を積もらせていては、自分に満足感を覚えることはできない。自信がないと、考え方も行動も小さくなって持てる力をすべて発揮できなくなってしまう。

「自分の些細な特徴を〝短所〟として過剰に受け止めて卑屈になってしまう人は多いです

ね。たとえば、人間関係がまったく築けないわけではなく、ただ仲良くなるまでに時間がかかるというだけで、社交性が足りないと、自分のマイナスポイントとして過剰に捉えてしまう。自分の特徴に気づくまでのステップは踏めているわけですから、あとは意味づけです。今、短所と捉えている自分の特徴を〝長所〟に置きかえてみましょう」

たとえば、「決断が遅い」は、「熟考する」。

「心配性」は、「リスクをしっかりと認識できる」ということだ。

「短所を長所に置き換えると、脳力を発揮しやすくなります」

決断が遅いことを自分の欠点だと考えていると、早く決めようと焦ってとんでもない選択をしてしまいがちだが、熟考するのが自分の取り得だと思えば、あらゆる可能性を検討し、よりよい道を選択することができる。

**できないことではなく、できることをイメージしてみよう。
そうすれば、短所もおのずと消えて、
自分に自信が持てるようになる。**

3 卑屈に逃げない

脳科学者のS先生が最近、気になっていること。

それは、若者がすぐに「どうせ、ぼくなんか〜だから」と言うことである。

「『どうせ〜だから』というのは、自分の可能性に限界を引いてしまっているということ。どうせやってもうまくいかない、どうせ自分に勝てるはずがないと、やる前からあきらめてチャレンジしようとしない。行動も心も縮こまっています」

「どうせ」と言ってしまうのは、結果が出ないときに傷つくのを回避したいからだろう。期待してチャレンジしても、失敗して傷ついたり、ましてやお金や時間や人間関係などで損をしたりするかもしれない。それよりも、チャレンジしない楽で損しない生き方のほうがカシコイと考えるのかもしれない。

「でも、それでは脳が不活性になってしまう。未来は不確実でどうなるかわかりませんが、そうした不確実なものに期待しないと、そこで脳は思考を停止し、行動を起こそうという意欲も失われてしまう。それこそ、本当に期待できない未来になってしまうんです」

脳は本来、不確実なものに敏感に反応する仕組みになっている。

不確実なものを前にすると、視床下部の下垂体前葉細胞を刺激して、チロトロピンというホルモンを分泌する。これは別名「期待ホルモン」と呼ばれ、チロトロピンが分泌されると、脳は期待をかなえようと活性化し、期待を実現するさまざまな可能性を導き出す。

しかし、期待することがなければ、脳は活性化せず、チロトロピンも分泌されることはない。

「脳を活性化し、あらゆることに創意工夫やアイデアを見出し、未知のことにチャレンジする人間になりたければ、不確実な未来に期待することです」

期待しても、かなわないことのほうが多いだろう。

しかし、ネガティブに縮こまり続けるより、ずっと実現の可能性は高まる。

小さな小さな成功体験を一つ一つ積み重ねて、脳を活性化させ、味方につけるのだ。


「どうせ~だから」と絶えず言い訳し続けるか、自分に期待して刺激的でワクワクする毎日を送るか、決めるのは、あなただ。

4 何歳からでも変われる

いくつものグループ企業を率いるI氏は、成功をいろどるエピソードに事欠かない。

I氏の自信に満ちた言動を見ていると、メンタルの強さがにじみ出ているようだ。

「信じられないかもしれないが、私は若い頃、まったく自分に自信が持てない小心者だった。石橋を叩いても渡れなかった」

まさか、信じられない。

「自信のない自分が嫌で、変わろうと思った。尊敬する経営者に手紙を書いてどうしたら自信がつくかたずねたんだ。まさか見ず知らずの若造に返事をくれるとは思わなかったよ」

どんなことが書いてあったんですか？

「『どんなことにおいても、選択に迷ったらワクワクするほうを選べ』『自分の直感を大事にしろ』と。それ以来、私は選択に迫られたときは、常にワクワクするほうを選んでいる」

むずかしく考えず、まずは日常生活の些細なことから実践するといいという。

たとえば、ラーメンを食べたいと思ったとき。以前なら「体によくないから焼き魚定食にしよう。でも、食べたいな」とグズグズ逡巡するところ、即座にラーメンと決める。本を買うにも評判のいいものしか選ばなかったのを、本屋でパッと目についたものを買う。「ハズレもたくさんあった。これだと思って選んでも、まったく見込み違いなこともあった。でも、自分の選択がズバリ当たったときはとてもうれしかった。言いようのない満足感で満たされた。そういう経験が少しずつ私に自信を植え付けてくれたように思う」

なかなか行動を起こせない、何かを決められない人は、あれこれ頭の中で考えすぎて、時を逃してしまう傾向にある。自分で選択して一歩を踏み出す勇気がないのだ。

考えてばかりで行動に移せないなら、心の赴くままに、まず一歩踏み出してみる。I氏は手紙の言葉を素直に受け止め、実践し、経験を重ね、自信を身につけていった。

行動すれば、責任が生じる。その責任を自分で引き受けていくと、人生は不思議とうまく回りだす。

5 加点発想が強い心を育てる

人材育成コンサルタントのA氏は、企業内研修で次のような質問を投げかけた。

「訪問営業で、20軒の家を回るよう指示されました。夕方になって帰社した一人の営業マンは、『20軒回ったんですけど、10軒はろくに話も聞いてくれませんでした』と報告しました。もう一人の営業マンは、『20軒回ったうち、10軒で話を聞いてもらえました』と報告しました。どちらの営業マンのほうが、この先伸びると思いますか？」

答えはおわかりだろう。

「20軒回ったうち、10軒で話を聞いてもらえました」と報告した営業マンである。

なぜ、「10軒で話を聞いてもらえました」と報告する営業マンのほうが伸びしろが大きいのか？

「10軒はろくに話も聞いてもらえませんでした」という報告の発想は、マイナスを数える発想、いわば〝減点法〟の発想である。対して「10軒で話を聞いてもらえました」という報告は、よかったものを数える〝加点法〟の発想だ。

ここに大きな違いがあるとA氏は述べる。

「マイナスを数える〝減点発想〟では、なんとかダメな部分を減らそうと考えます。マイナスが増えることを恐れるので、チャレンジして失敗するよりも、安全性の高いことをやっていればいいという無難な発想になりがちです。そのような考え方では、現状を大きく変えるようないい仕事はできません。対して〝加点発想〟は、プラス面を見ていますから、どんどんプラスを増やしていこうという思考になります。当然、プラスを増やすためにチャレンジもしていくでしょう。どちらが大きな飛躍を遂げる可能性が高いかは、言うまでもありません」

誰にも得意、不得意がある。

苦手を克服しよう、欠点を直そうというよりも、長所をもっと伸ばす〝加点発想〟のほうが、より簡単に力を伸ばすことができる。

得意で好きなのだから、努力が苦とならず、むしろ楽しんで、集中してそれに取り組むことができるからだ。

自分の「得意」を武器になるまで磨き上げよう。

6 自分を上手にのせる

人間は思い込みをする存在である。人材育成講座のカリスマ講師Y氏は、「強いメンタルを持っている人は、思い込みを上手に使っている」と述べる。

「ネガティブな思い込みはトラブルの元になりますが、ポジティブな思い込みはメンタルを強化するトレーニングになります」

〝バーナム効果〟をご存じだろうか？

「繊細に見えて芯の強さがある」とか、「他人のために自分を抑えがち」とか、誰にでも当てはまる言葉を、まさに自分のことだ！　と思い込んでしまうこと。要するに、〝根拠のない思いこみ〟だ。

メンタルの強い人は、このバーナム効果を自分で自分にかけているのだ。

小さなことでもそれをやり遂げたときに、「いいぞ、よくやった！　自分ならもっとできるぞ」と自分で自分をほめて認める。先輩から大量の資料整理を命じられたときも、「よし、もうこんなにやったぞ。これだけやっているんだから、きっと実力もついていく。もうひとふんばりがんばろう。オレならできる！」と激励する。

もちろん、ときにはうまくいかないこともあるだろう。

そんなときも、「あぁ、やってしまった……オレはなんて馬鹿なんだろう……」というネガティブな発想はしない。「今回はうまくいかなかったけれど、ここまではやれたんだ。それだけでも収穫だ」と、失敗の中にもいいところを見つけて自分を励ます。

自分の実力では届きそうもない目標でも、「自分にはムリ」「できるわけがない」と思わず、「半分くらいはできそうだ」「できなくても経験値が上がる。やるだけやってみよう」とおだててみる。

そうやって、自分をうまくのせていくと、案外自分はやれるぞと、思い込む。

つまり、自分を信じて前向きになれる。

根拠なんてなくていい。
折れない強いメンタルをつくるために、
もっと自分をほめよう。

7 なりたい自分を思い描く

メンタルトレーニングの一つに「イメージトレーニング」がある。

特殊な心理テクニックと思われがちだが、実は誰もが知らずに実践している。

たとえば、サッカーで強烈な無回転シュートを習得したいと思えば、無回転シュートが得意なレアル・マドリードのクリスチアーノ・ロナウド選手や日本代表の本田圭佑選手のシュート映像を繰り返し観て頭の中に叩き込み、そのイメージを思い浮かべながら何度もシュート練習を繰り返す。イメージトレーニングの基本は、自分がなりたい姿や状況を頭の中にイメージしてシミュレーションしていくというものだ。

そういうと簡単そうだが、そこには効果を高めるさまざまなノウハウやコツがある。

「イメージするときは、お願いではなく、現在進行形で具体的にイメージを思い浮かべていくことです」

メンタルトレーナーのO氏は言う。

再びサッカーを例にとると、「明日の試合に勝ちたい」とか「いいプレーをしたい」という願いをイメージしてもイメージトレーニングにはならない。

具体的に自分がプレーする姿をイメージするのだ。

「今、味方からパスを受け取った。相手ディフェンダーをドリブルでかわす。サイドの選手にパスしてから一気にディフェンスの裏に走り出す。三角パスが見事に決まり、ゴール前でキーパーと1対1だ。キーパーはシュートコースをふさごうと身を投げ出してくるが、自分はそれを見越してボールを浮かせてシュートを放つ。ボールはキーパーの上をふわりと抜け、ゴールに吸い込まれていく。沸き上がる歓声、駆け寄ってくるチームメイト。誇らしい気持ちでいっぱいだ。本当に気持ちがいい……」というように、現在進行形で自分が実際にゲームをしているようなつもりでイメージする。


「現在進行形で自分のプレーを事細かにイメージしていく。それがイメトレの効果を高める第一のポイントです」


実は、脳は実際に起こった出来事と頭の中でイメージしたことを区別することができない。現在進行形で詳細にイメージしたことは、脳の中では実際の経験と同じ扱いで記録される。したがってイメージトレーニングで思い浮かべたことはすでに経験したことであり、一度経験したことは再現しやすくなる。

それがイメージトレーニングの効果なのである。

これはビジネスパーソンのイメージトレーニングでも同様だ。

「仕事ができる人になりたい」ではなく、自分がテキパキと仕事を片付け、上司にほめられている姿を具体的にイメージする。

「お金持ちになりたい」ではなく、お金持ちになって投資物件を選んでいる姿や、高級外車を乗り回している姿をイメージする。

「このプレゼンは絶対に勝ちたい」ではなく、堂々とプレゼンを行い、最後に選ばれてみんなから祝福を受ける姿を詳細に思い浮かべる。

どのようにして自分の夢がかない、そして、喜びをかみしめているか、その姿をイメージするのだ。

現在進行形で描かれた具体的なイメージが、〝動かずにはいられない脳〟を作り上げる。

8 脳を実現態勢にする

イメージトレーニングにはもう一つ大切なポイントがあるとO氏は言う。

「現在進行形で描いたイメージをより強く脳に焼き付けるのが、五感のフル活用です。イメージは具体的で、インパクトが強いものほど、頭の中に強く刻み込まれる。ですから、そのために五感、つまり視覚、聴覚、嗅覚、味覚、触覚をフル活用するんですよ」

野球を例にとってO氏は説明してくれた。

「グラウンドに足を踏み入れた。天然芝のやわらかい感触がスパイクの底を通して伝わってくる。マウンドに立った。風がホームベース方向から吹いてきて、ほほを撫でていく。風の中に、スタンドで売っているポップコーンの匂いが混じっている。ボールを手に持つ。硬球の感触、縫い目の手触り、何度もボールを握り返して感覚を確かめる。バッターがバッターボックスに入り、審判がプレイボールをコールする。キャッチャーのサインを見つめる。第一球目はストレート。ボールをがっちりと握り、振りかぶって腕を振る。ボールはキャッチャーが構えたミットに吸い込まれ、パァンッという音が響く。今日は調子がよさそうだ……」

　このように、イメージに五感を加えて思い描いていく。

　ビジネスシーンに応用すると、次のようになる。

「新たなビジネスの商談。応接室に通される。観葉植物の緑の匂い。出されたお茶は、ちょっと苦い。提案するビジネスを説明する。熱心に聞き入る相手。ときどき、まゆをしかめるのが気になる。夢中になって話をしているうちに暑さを感じてきた。ネクタイを緩める。汗が額に浮かぶ。汗が一筋背中を流れていくのを感じる。相手がうなずいて笑顔を見せた。『前向きに検討してみます』と手を差し出してきた。手を力強く握ると相手も握り返してきた。これはうまくいきそうだ……」

　詳細にイメージしたことは現実に経験したことに等しい。

イメトレを活用して、自信をもって本番に臨もう。

9 結果を急がない

結果を出す人と、出せない人のメンタルは、何が違うのか？

「結果がすべて」「結果至上主義」――聞いただけでストレスを感じる言葉だが、このような考えを徹底しなければ結果は出せないものなのか？

メンタルトレーナーのO氏は言う。

「結果至上主義は、短期的には成果をあげやすいが、実力の向上や、長期的な成功には結び付きにくいです」

なぜ結果至上主義は、長期的に成果をあげにくいのか。

「結果至上主義は、目先の結果ばかりを追い求めるがゆえに、そこに至るプロセスを軽視し、選手の実力の向上や、人間的成長がないがしろにされてしまう。大きな成果をあげる選手は、必ずやプロセスを大事にします。つまり、結果よりも自分の成長に喜びを見いだす。結果は成長についてくると考えているんです」

ビジネスにも同じことが言えよう。

「事の成否も大事だけれど、その成否を越えてなお大事なことは、力をつくすというみずからの心のうちにあるのである」（『道をひらく』ＰＨＰ研究所）

これは、経営の神様と称されたパナソニック（松下電器）創業者・松下幸之助氏の言葉である。結果よりも、仕事に打ち込むことが大切だと説いているのだ。

結果ばかりに目を奪われていると、ライバルの営業成績が常に気になって焦り、強引な営業活動でトラブルを起こすことにもなりかねない。

逆説的だが、結果へのこだわりを捨て、プロセスに集中することによって仕事の質が向上し、それが結果に反映される。大切なのは、仕事で学び、スキルアップし、自分が成長していく過程に喜びを見いだすこと、つまり仕事を楽しむという姿勢である。

仕事を楽しむマインドを持つことが、結果として成果をもたらしてくれるのだ。

人を信じよ。しかし、その百倍も自らを信じよ。

手塚治虫

II

超一流たちの心の整え方

1

落ち込んで立ち直れないときの心の整理術

10　2つの反応パターンに気づく

「悩むことはいけないことだと思っていませんか？」

そう言うのは、心理アナリストのK氏だ。

「悩むのは悪いことではありません。悩み、考えるから人は成長するんです。悩まない人は伸びませんよ」

たしかに、そうだろう。

悩むのは、理想と現実にギャップを感じているからこそ。

それを乗り越えたときに成長がある。

成功している人の多くは、数々の困難を乗り越えてきているものだ。

「悩んでもいいんです。むしろ悩まなければ何かを成し遂げることはできません。ただ、悩み方が問題です。気持ちがネガティブに傾くような悩み方ではなく、前向きな悩み方をしましょう」

前向きな悩み方とは、どういうことか？

「悩んだときの反応の違いについて、知っておくことです」

K氏によると、ネガティブな悩みに傾きがちな人は、何かトラブルに見舞われると、「どうして自分ばかり不幸な目に遭うんだ」「がんばっているのに報われない」「もう何もかも嫌だ」というように〝感情的な反応〟になりがちだという。

それに対して、悩んでも前向きになれる人は、「何がいけなかったのだろう」「どうすれば、ここから抜け出すことができるだろう」と現状を分析したり、これからの方策を考える〝認知的な反応〟を行う。

「悩み事に対して、感情的な反応と認知的な反応があることを知っているだけでも違うと思いますよ。『ああ、自分はなんてダメなんだ』と思っても、反応の2つのパターンを知っていれば、『いけない、いけない。感情的な反応だった』と思考を修正することができます」

感情的に嘆いている自分に〝気づく〟だけで、あなたはもう立ち直りの道を歩みはじめている。

11 失敗を積むと将来モテる

失敗は誰にでもある。

失敗しない人なんて存在しないし、失敗なくして成功することはない。

とはいえ、失敗すると怒られたり、仕事をダメにしたり、友達をなくしたりと少なからぬダメージを負うことになる。

「なんて自分はダメなやつなんだ」と落ち込んでしまうこともあるだろう。落ち込んでも何日かたてば、「よし、次がんばろう」と思えればいいのだが、なかには失敗をいつまでも引きずって自信を喪失したり、すべてにおいて消極的な姿勢になってしまう人もいる。

「そんな人には、どんな失敗をしたのか、その原因は何か、そのときどう感じ、どんな状態になったたか、克明にメモしておけと言います」と、メンタルトレーナーのO氏。

失敗をメモすると、どうして立ち直れるのか？

これを教訓として忘れないためにメモするのか？

「それもありますが、後で語るためですよ。上司になったときに部下に自分の失敗話をし

てやれば、教訓を与えることもできるし、聞いた部下も親近感を持つでしょう。この失敗は、そのための材料を手に入れたと思えばいいんです」

たしかに、人の失敗話は面白い。

成功した人が、「若い頃、こんな失敗をしてねぇ」なんて言うと親しみを覚えるし、いろんなエピソードをもっている人は魅力的に見える。

「実はコレ、視点をずらすという心理テクニックなんです」

失敗を引きずる人は、自分がミスをしたということだけにフォーカスしてしまって、他のことが見えなくなる。でも、これは後々失敗話として語れると思えば、それを機にその失敗を別の角度から見る視点が得られ、立ち直る契機となるのだ。

なるほど、失敗は自分を語るエピソード作り。
そう思えば、思い切った行動ができそうだ。

12 徹底的に落ち込む日を作る

オリンピック出場経験もあるアスリートN氏は、自分の競技人生を振り返って、「メンタルとの闘いでした」と述懐した。

「海外を転戦していると、メンタルの重要性がよくわかります。単にうまいやつが勝つわけではないんです。持てる技術を最大限発揮できるメンタルを持ったやつが勝つんです。海外のトップアスリートと大きな差を感じたのはそこです。彼らは、メンタルをコントロールする術を知っている」

世界で戦うアスリートがそうであるように、彼もまた過酷な練習を積み、科学的トレーニングによって技術を磨いた。もちろん、専門家についてメンタルトレーニングも行ってきた。しかし、それでも試合が近づくにつれ、平常心ではいられなくなったという。

「怖いんです。とてつもなく怖くなる。負けることが怖いというよりも、試合をすること自体に恐怖心を感じるようになるんですよ」

平常心を保つことができなかった彼は、実力の十分の一も発揮できずに格下の相手に敗れることもあった。思い悩んだ末に、彼は知り合った海外のアスリートにメンタルをどのようにコントロールしているのか聞いてみた。

「びっくりしましたよ」

彼は笑いながら言った。

「強靭なメンタルを持っていると感じた選手も、試合前は怖いというんですよ」

海外のトップアスリートは、彼にこう言ったという。

「ぼくはロボットじゃない。逃げ出したくなるほど怖くなったり、伸び悩みに焦りを感じるのはしょっちゅうのことさ。ただ、ずっとマイナス感情を引きずっているのはよくない。そうならないように、いろんなことをするんだ」

そう言って教えてもらったのは、恐怖や焦り、不安といったマイナス感情に徹底的に向き合う日をつくる方法である。

恐怖や不安で心が飽和状態に達したら、とことん落ち込む日を作る。

誰にも会わず、外出もせず、ひたすらマイナス感情と向き合う。自分の悪いところを数え上げ、最悪の展開を考えて、自分が完膚なきまでにやられるところを想像する。

そんなマイナスイメージにどっぷりひたるとどうなるか。

意外なことに、最悪な状況ばかり考えて、「もうダメだ」と恐れおののいていると、そのうちそんなことを想像していることが馬鹿らしくなってくるという。

「最悪の事態はもうわかった。それ以上悪くなることはない。それなら、もうくどくど考えても仕方がないではないか。なるようにしかならないのだから、結果のことは考えず、とにかく全力でやってみよう」

そんな気持ちになるというのだ。

人は、あまりに悲しかったり、あまりに怖かったり、感情が一方に大きく振れ過ぎると、反対側に戻ろうとする。

振り子のように、右に大きく振れたら、次は左に同じだけ戻っていくものなのである。

一日どっぷりと恐怖や不安にひたり、自分のふがいなさを直視し、震えおののく日を作ると、その反動で前向きな気持ちになれるのだ。

フタをしようとするから、かえって恐怖や不安を意識する。
隠さずにその存在を認めて心をいい状態に導こう。

13 ネガティブな性格を逆手に取る

ちょっとしたことですぐに動揺してしまう人がいる。

不測の事態が起こると真っ青になってあわてふためき、不安が先に立って、乱れる心を抑えられない。

感情的に動揺しやすい人は、社会的な成功を手にしづらいという調査結果もある。どんな成功もピンチがあって我慢するときがあるものだが、動揺しやすい人は、何かあるたびに「もうダメだ」と、すぐにあきらめてしまう。それでは成功はむずかしい。

心理学的にみると、感情的に動揺しやすい人は、自分で自分に〝負の暗示〟をかけているようなもの。ほんの些細なことで「大変だ」と心を乱し、次から次へと悪い展開を想像してどんどん自分を追い込んでいく。まだ起こしてもいない失敗に怯え、発生していない危機に右往左往するのは、自分で恐怖をあおってしまっているからである。

あるビジネスで成功し、立ち上げた事業を大手企業に売却して得た資金をもとにベンチャーキャピタルを営んでいるW氏も、そんな動揺しやすい人間の一人だったという。

「私も何かあるとすぐに不安になってしまい、ああなったらどうしようとか、こうなったらもう終わりだとどんどん妄想を膨らませて頭を抱えているタイプでした」

そんな人間が〝徹底的な自己改造〟をして、ベンチャービジネスの世界で成功した。

その〝自己改造〟とは？

「簡単なことです。負の暗示をプラスの暗示に変えたんです。動揺が心の中に生まれたら、悪いことは考えない。『大丈夫だ。きっとうまくいく』と自分に向かって声をか、け、続、け、る。続けるのがミソかな。そうしていないと、すぐにまた悪い想像が頭をもたげてくるから」

要は、ひたすら思い込むということですか。

そんな簡単なことでこの思い通りにならない心が言うことを聞いてくれますかねぇ……。

「効くんですよ。負の暗示にかかりやすいのは感情が豊かな証拠。そういう人は、プラスの自己暗示にもかかりやすいんです。ウソでもいいから、『うまくいく』『よくなる』と思い続けていると、本当にそうなる気がしてくるんですよ」

ネガティブにもポジティブにもだまされやすい脳。
うまくクセづけして味方につけよう。

14 思いっきり負け惜しむ

だが、いいことばかりを思い浮かべても、現実はすべてうまくいくわけではない。

「これはうまくいく」「成功する」と思っても、失敗することはある。

「うまくいく」「よくなる」とプラスの暗示をかけても、失敗が続くと、また「もうダメだ」「このまま浮かび上がれないいんじゃないか」という負の暗示が頭をもたげてくる。

W氏には、そんなときの対処法もあるという。

「失敗したときは、思いっきり悔しがって負け惜しみを言うことをおすすめします」

たとえば、契約寸前までこぎつけていたビジネスが、ライバル会社のダンピングによってひっくり返されてしまったとき。

「そこまでして仕事をとりたいか！　そんな利益にならないことをして、結局は自分の首を絞めるだけじゃないか！　いやむしろ途中で寝返るような会社と契約しなくてよかった！　後でどうなったかわからないからな！！」

これは、心理学でいうところの「すっぱいブドウ理論」。

負け惜しみを言って、手に入らないブドウを「あんなすっぱいブドウは要らないよ！」と自分のものにならないことを正当化するのだ。

負け惜しみなんて潔くない、と考える人がいるかもしれない。

しかし、〝心を整える〟という観点からみると、自分で責任を背負い込み、負の暗示にのまれてしまうことのほうがよほど問題なのだ。

「ガックリ心が折れていいことは何もありません。こちらに非があっても、とりあえず相手に責任を転嫁して負け惜しみを言うくらいでいいんです。面と向かって言うわけじゃないし。自分のせいじゃない、向こうが悪いんだと言葉にすることで、少なくとも落ち込んで動けなくなることはなくなります。それが大事なんです」

ヘコみすぎると、負の暗示から逃れられなくなる。

うまくいかないとき、失敗したときは、思い切り負け惜しみを言って相手に責任をなすりつけるくらいがちょうどいいのだ。

人と屏風は直ぐには立たず。
しなやかに、したたかに、次の一歩を踏み出すことが肝要だ。

15 絶体絶命なら、まずは逃げる!

上司に大目玉を食った、みんなの前で友人といさかいをしてしまった、自分のミスで仕事に穴をあけてしまった……誰にでもあるこんな窮地。自分に非があることは百も承知。いたたまれない気持ちになって、どうしたらいいのかわからなくなってしまう。

そんなとき、どうすればいいのだろう?

女性キャリアプランナーのAさんに聞いてみた。

「そういうときは、とりあえず「敵前逃亡」しちゃいましょう」

敵前逃亡――要するに、そこから逃げちゃうということですか?

「そうですね。文字通り逃げるんです。だって、その場にいたっていたたまれないし、落ち込んでメソメソしていては周りだって困ってしまいます。お叱りをきちんと受けたら、できるだけ早くマイナスの環境から離脱するんです」

どこに逃げるんですか?

「一人になれるトイレの個室とか屋上なんかがいいですね」

トイレや屋上で一人になってみると、不思議と次第に気持ちが落ち着いてくる。

冷静に振り返れば、自分の至らぬところが見え、何がいけなかったかがわかってくる。

「気持ちの切り替えには、手を洗うのもいいですね。落ち込んだ気持ちも水と一緒に流してしまいましょう」

だが、気をつけなければいけないこともあるという。

「一人になるのは、あくまでも落ち込んだ直後です。気持ちを切り替えるために一人になるんですから、一人になって涙を流した後は『また、がんばろう』と気分を一新して、みんなのところに戻りましょう。引きこもってしまうと、考えすぎてしまって逆効果です」

終わったことは、これからの行動で取り戻すしかない。

失敗したからこそ、落ち込んでいるヒマはないのだ。

沈む気持ちはサッと水に流して、次に取り組むべき行動に集中しよう。

16 ドーパミンでスランプ脱出！

スポーツ選手にスランプがあるように、私たちにも何をやってもうまくいかない、やることなすこと裏目に出るというときがある。気分ものらず、やる気まで失せ、結果、消極的な姿勢になるので、ますますうまくいかない。いわゆるドツボにはまった状態である。

こんなスランプに陥ってしまったときはどうすればいいのか。

「プロ野球選手がスランプになったとき、好調なときの映像を繰り返し見るというでしょう。これは、いいときのフォームをチェックするわけですが、脳科学的にも適った行為なんです」と、脳科学者のS氏。

スランプや不調になると、脳にはアドレナリンやノルアドレナリンが分泌される。すると、不安や緊張に支配されるようになり、思考回路も正常に機能しなくなる。

ケアレスミスを連発してしまうのは、そのためだ。

アドレナリンやノルアドレナリンの分泌を抑え、脳の活動を活性化するには、「快楽ホルモン」と呼ばれるドーパミンの分泌を促す必要がある。そのとき、好調時の映像が役に立つ。

「よかったときの映像を見ると、そのとき感じた『打てる！』という期待感や自信、見事にヒットやホームランを打ったときの達成感、満足感が蘇ってきます。脳は現実とイメージの区別がつきませんから、いいことをイメージすると、自然にドーパミンが出て、脳の活性を回復できるんです」

なるほど、スランプ脱出の秘策はドーパミンか。

「楽しかったときのこと、感動したこと、何かを達成したときのことを思い出してください。そんな〝楽しかったことリスト〟に触れると、ドーパミンが出ます。記憶だけでなく、視覚に訴えるものがあれば、よりイメージが具体的になり、効果が上がります」

幸せや栄光の瞬間を切り取った写真をスマホに残しておいて、スランプになったらじっくりと見直してみよう。

喜びや楽しさがよみがえってきたらしめたもの。スランプ脱出はもう近い。

17 他人の悩みを聞くと、元気になる!?

「心が折れそうなとき、どうすれば心の痛みを和らげることができると思いますか?」

そう聞くのは、心理カウンセラーのUさんだ。

「いろいろな方法がありますが、人に話を聞いてもらうというのも、心理的な痛みを軽減する効果的な方法です。私たち心理カウンセラーも、そういう役割を持っています」

たしかに、その通りだ。

何か思い悩んでいるとき、心が押し潰されそうなとき、人に話を聞いてもらうと、少し肩の荷が下りたように思える。

「そうでしょう。実は今日、こんなつらいことがあったんだと打ち明けたとき、友人がそれは大変だったね、つらかったねと言ってくれるだけで癒されますよね。だから、つらいときは一人で抱え込んでいないで、人に話を聞いてもらいましょう。それだけで、だいぶ心は晴れるはずですよ」

話をする相手は誰でもいいのだろうか?

「自分の弱い部分をさらけ出すわけですから、親友とか信頼のおける仲間がいいですよね。あるいは尊敬できる上司や目上の人でもいいと思います。もちろん、私のような心理カウンセラーを利用してもらってもかまいません」

そうなると、日頃から悩みを打ち明けられるような関係を築いておくことが大事になってきますね。

「そうですね。でも、それって人を大切にしていれば、普通にできる関係ですよね。日頃からきちんとつきあうことが大事です。逆に相手から悩みを打ち明けられたら、しっかり聞いてあげることも重要ですよ」

そうか、人の話を聞くことも大切なんだな。

「そのとき注意してほしいことがあります。えてして、相談されたほうは問題を解決してあげようとしてしまいがちです。でも実はどうしたら解決するかは本人が一番よくわかっていることが多いんです。でも、何らかの理由があって、できない。だから、悩む。ですから、悩みを打ち明けられたとき大切なのは、解決することではなくて、共感してあげること。相手の気持ちになって話を聞くことなんです」

励ましたり、アドバイスをしたりするのではなく、ただ「うん、うん」と話を聞き、「それはつらかったね」と共感する。

心が折れそうなときに必要なのは、自分の気持ちを理解してくれる人なのだ。
そして、もう一つ重要なのは、話を聞いているあなたも、相手に寄り添うことでやさしい気持ちになっていくということ。

相手の悩みを聞くことで、あなた自身の心も癒されていくのだ。

人生とは、
できることに集中することであり、
できないことに悔やむことではない。

スティーブ・ホーキング
Stephen William Hawking

2

イライラが収まらないときのストレス撃退のコツ

18

カチンときたら、目をつぶる

怒りを感じる場面はいろいろある。

部下が思うように動いてくれない、上司が無理難題を言う、恋人がこちらの気持ちをわかってくれない……、人は何かにつけて怒りを覚えるものだ。

怒りという感情は誰にもある心理反応で、それ自体が悪いわけではない。

怒りが行動の原動力になったり、不正義を修正する力になることもある。

だが一方で、怒りは正常な判断力を狂わせるので、カッとなって取り返しのつかないことをして、大きなトラブルを引き起こすこともある。

必要なのは、怒りを上手にコントロールすることだ。

心理学者のU先生にその方法を聞いてみた。

「怒りをコントロールする一つの方法は、客観的に怒りの原因を眺めることです。自分は何に腹を立てているのか、その原因はどこにあるのか、非は相手にあるのか自分にあるのか、これからどのようにしたいのかということを論理的に考えてみるのです」

一歩引いて俯瞰して見るのですね。

「ええ、客観視するという行為自体が論理的思考に基づいていますから、それができれば感情的な怒りはだいぶ収まっているはずです。冷静に考えれば、相手ばかりでなく、こちらにもいくばくかの落ち度があったという場合も少なくありませんから」

でも、怒り心頭に発しているときに、冷静に客観視なんてできるでしょうか？

「そこが問題なんです。だから、怒りの感情が出てきたときには、自分で一つ決まり事を決めておきましょう。たとえば、カチンときたら一度目をつむるという決まり事です。そして、目をつむったら冷静になれると決めておく。こうした決まり事を作っておけば、怒りを感じた後、少なくとも一呼吸間をとることができます。一呼吸あると、客観視することも思い出せます」


怒りにまかせて反応するのが一番よくない。

まず一呼吸おく決まり事を体にすり込んでおこう。

19 〝アファメーション〟で自分を取り戻す

秘書に罵詈雑言をあびせてアウトになった国会議員を例にとるまでもなく、イライラを他人にぶつけるのは大きなリスクを背負うことになる。

パワハラに厳しい目が向けられる昨今は、とくに問題化しやすく、人を傷つけるばかりか自分のキャリアまで崩壊させかねない。

しかし、人間である以上、どうしてもイライラしたり、怒りが収まらないことはある。

そんなとき、どうやって心を整えればいいか、心理学者のU先生に話を聞いてみた。

「イライラとささくれだった気持ちを鎮めるには〝アファメーション〟が一つの方法です」

アファメーションとは、自分自身に対して肯定的に宣言すること。

ポジティブな言葉を自分に語りかけ意識を変える心理テクニックだ。

「自己暗示のようなもので、アファメーションすることによって、心が言葉に沿ったものになります」

たとえば、いつも自分勝手なふるまいをする同僚にイライラさせられているとしよう。

自分のことしか考えず、人がどれだけ迷惑を被ろうがお構いなし。相手の非を指摘すると、キレて怒り出すから手に負えない。関わるだけ時間の無駄だ。

そんなときは、「わたしは、この男を許す」とアファメーションする。自分に向かって宣言するのである。

すると、あれほどイライラしていた気持ちがフッと軽くなり、相手のことが子供じみて見えてくる。こんな男に関心を抱くこと自体が馬鹿らしくなり、勝手に独り相撲をとらせておこうと思うようになる。

アファメーションの効果は、自分の思考の中からネガティブな要素を追い出すこと。

イライラしてばかりだと建設的な思考ができない。アファメーションでさっさとポジティブ思考に置き換えてしまおう。


イライラして得することは何もない。

アファメーションで自分の時間を取り戻そう。

20 アソコを動かすと内向きな感情が消える

イライラや怒りの感情が湧き上がってしまうのは仕方がないこと。問題はそれにどう対処するかだ。

「乱れた感情を平静にするもっとも簡単な方法は、体を動かすことです。スポーツ経験はありますか？　学生時代にやっていたスポーツを再開したり、ジョギングを始めるのもいいですよ」

そう言うのは、企業のメンタルヘルスケアをコーディネートするヘルスコンサルタントのKさんだ。

「運動をすると体が温まって、緊張がとけ、リラックスするときに働く副交感神経が優勢になります。また、運動に集中するので、嫌なことを忘れてしまいます。一度頭の中から嫌な思いが消えると、案外どうでもよくなっちゃうもんです」

たしかに、運動はストレス解消に効果的だと聞く。

とくに、体に負荷のかかるスポーツをすると、「幸福ホルモン」と呼ばれるベータエンドルフィンが分泌され、多幸感に満たされる現象が知られている。

いわゆるランナーズハイと呼ばれる状態だ。

しかし、忙しいビジネスマンにとって、継続的に運動をする時間をとるのはなかなかむずかしい。無理に時間を作ることが、かえってストレスとなる場合もある。

「スポーツじゃなくてもいいんです。近所の商店街をブラブラするとか、部屋の片づけをするのでもいい。とにかく、部屋でじっとして暗い感情に目を向けていないで、何でもいいから体を動かしてみてください」

どんなことでも行動を起こせば、新しい展開があってイライラや怒りを感じているヒマがなくなる。

ネガティブな感情を見つめていると、どんどん増幅してしまうが、何かをしていれば、ネガティブ感情が膨れることを防ぐことができるのだ。

いつも明るい人は、行動的な性格が多い。体を動かして、意識を外に向けよう。

21 〝should思考〟に陥っていないか？

精神科医のW先生は、「イライラしやすい人は、〝should思考〟に陥っているのかもしれない」と述べる。

should思考とは、「〜しなければならない」「〜するべきだ」と決めつける考え方のこと。

「真面目な人や神経質な人に多いのですが、完璧であることを他人にも求めてしまうんです。問題なのは、自分の思う完璧や完全さから逸脱していると、相手が悪いと決めつけてしまうこと」

人はみな自分なりの美学や価値観を持っているが、should思考が強い人は、「自分の価値観こそ善なり」という思い込みが激しく、それに合わない他人の行いに嫌悪感や怒りを覚えやすいという。

たとえば、歯に衣着せぬ物言いの人に対して「もっと他人の気持ちを思いやるべきだ。あんな厳しいことを言われた人は、きっと心を痛めているにちがいない。人の気持ちがわからない人だ！」とイライラしてしまう。

「『はっきり物事を言う人は、人の気持ちがわからない人』と決めつけていますが、そうとは限りません。直接的な物言いがその人のキャラクターや役割として承認されている場合もありますし、実は後できちんとフォローを入れているかもしれない。相手が嫌がっているかどうかも、その人の基準による思い込みであって、決めつけてしまうのは早計です」

また、should 思考の人は、他人のミスも許せない。

しかし本来、人はミスを犯すものだし、そうしたうっかりから新たな発想が生まれることもある。そもそも、should 思考の人も人間だからミスもするし、思い違いもある。

それに気づかず他人のアラ探しをしてイライラしていると、次第に周りから疎んじられる。should 思考は人間関係を悪化させる原因にもなるのだ。

「～すべきだ」「～ねばならない」という思い込みは少し封じたほうがいい。

人間「60点くらいでいいや」と思うくらいがちょうどいい。
そういう人は周りも協力してくれるから、
仕事で成果をあげやすいものだ。

22 〝二分割思考〟とおさらばする

「きみは憲法改正に賛成？　それとも反対？」

心理学者のＳ教授が、取材途中でこんな質問を投げかけてきた。

いや、日本をとりまく状況を考えれば憲法改正もやむなしかと思いますが、でも九条を簡単に放棄してしまうのもどうかと思いますし……。しどろもどろになる。

「政治的な課題では、白か黒かはっきりさせなければならないことも多いけど、心のメンテナンスという観点からは、このような〝二分割思考〟は気をつけたほうがいい」

白黒はっきりさせないほうがいいと？

「世の中に、絶対に白とか絶対に黒とか少ないでしょ。たいてい、どっちか決められずグレーだったりしますよね」

確かに。何事にもいい面と悪い面があるし、単純に色分けできない。

「二分割思考する人は、人間関係の面でもうまくいかなくなりやすいですよ。他人を敵か味方の二つのカテゴリーで判断しますから、敵とみなした人間に悪感情を抱いて、その人が近くにいるだけでストレス。その人が活躍するものならストレスは最大級に振りきれます。これって、精神的にかなりよくないです」

二分割思考はストレスフルなんですね。

「また、味方と思っていた人が自分と異なった意見を述べると、『裏切られた！』と思って攻撃的な態度に出ることもあります」

こういう思考に陥ると、敵がどんなにいいことを言っても賛成できない。視野がどんどん狭くなり、適切な判断や意思決定ができなくなる危険性もある。

「白か黒か、二つのフェーズでしか物事を見られない人は要注意です。世の中はそんなに単純ではありません。無理やり二分割で考えるのは、思考の柔軟性を奪い、心を不安定にさせます」

AかBか、白か黒か、敵か味方かという考え方ばかりしていると、心はストレスをため続けてしまう。

ときには、いい加減なキャラクターが愛されているタレントさんにでもなったつもりで、のらりくらりと受け流してみるのも心の柔軟性を高めるいい練習になる。

23 クヨクヨ、ハラハラにも効く〝ラベリング〟

イライラしているときは、普段なら何でもないことにまでイライラしてしまう。取引先のトラブルでイライラしていると、同僚の鼻をすする音にイラッ、向かいに座っているＯＬたちの合コン話にイラッ……イライラがイライラを呼び、ささくれだった感情がどんどん膨れあがっていく。

こんな状態になると、表情も不機嫌になるから、周りの人間も近寄ってこない。協力関係がうまくできなくなれば、仕事にも支障をきたすだろう。

そうなる前に、イライラを収める方法はないか？

「すぐにイライラを鎮めたいときは、〝ラベリングテクニック〟を使うといいです」

メンタルアドバイザーのＹ氏は言う。ラベリングテクニックとは？

「イライラが募っているときは、イライラする対象のことばかり考えてしまい、他のことに頭が回らなくなる。この興奮状態から抜け出すには、イライラを客観視するのが有効です」

客観視するとは、前述したように俯瞰してイライラの原因を考えてみること。しかし、興奮状態にあると、客観的に考えてみることもむずかしい。

「そうしたイライラの無限ループにはまらないためのテクニックがラベリングです」

心理学やメンタルコントロールに「ラベリング効果」というものがある。

「きみたちは、○○だよね」とラベルを貼ると、そのような行動をとりやすいというものだが、それと同じようなことだろうか？

「まあ、似てはいますけど、こちらはもっと単純です。イライラが湧き上がって来たとき、自分に『あ、自分は今イライラしている』というラベルを貼るんです。『客観的になれ、冷静になれ！』なんて言い聞かせなくても、このラベルを貼るだけで自然とイライラを客観視できます。イライラしたらペタッと自分の心の中にラベルを貼ってあげる。たったこれだけですから、簡単にできますよ」

ラベリングテクニックはイライラ以外の感情にも効果がある。クヨクヨ、ハラハラ、ドキドキも同様にして落ち着かせることができるのだ。

24 自分にあった解消法が必ずある！

勝負の世界に身を置くアスリートたちは、常にイライラや不安などのメンタルトラブルと対峙している。メンタルの状態は、結果に直結するだけにアスリートたちは、さまざまなメンタル対策を行っている。

「わたしは定番、心を落ち着かせたいときはひたすら音楽を聴きます」

女子サッカー選手のIさんは言う。

「これを聴けばアガる！　という〝勝負曲〟を決めておくんです。聞けば不安が消えて、闘志が湧くと思い込みながら何度も聴いていると、だんだんそれを聴くと条件反射で気持ちがいい感じになっていくんです」

勝負曲は多くのアスリートが実践している。あらかじめ自分の勝負曲を選んでおくのはよさそうだ。

Jリーグの M選手は、「気分がムシャクシャしているときは、好きなものを腹いっぱい食べる」という。

好きなものを食べると、幸せな気持ちになる。

セロトニンと呼ばれる脳内物質が分泌されるからだ。セロトニンは、落ち着きをもたらすホルモンで、緊張しているときやイライラしているときに分泌されるアドレナリンやノルアドレナリンを抑えて、ゆったりとした気持ちにしてくれるのだ。

陸上選手のKさんは、「色で気持ちを落ち着かせている」という。

「色に心理的効果があることは知られていますが、緑色にはストレスを解放してさわやかな気持ちにさせる効果があるそうです。だから、よく緑の多い公園をジョギングしたりしますね。試合当日は、カバンからシューズまで全部緑です。ゲン担ぎも含めて、わたしの勝負カラーはグリーンです」

緑は心を和ませる色か。覚えておこう。

バスケットボールのH選手は、**「ヨーグルトを食べる」**がリラックス方法らしい。

なんでも腸内フローラが人の心身に大きな影響を及ぼしていることがわかり、腸を整え、善玉菌を増やすヨーグルトが注目されているとか。

「お腹の調子もよくなりますしね。快食快便が健全な精神の基本でしょう」とH選手は豪快に笑う。

「心和むグッズを集めて、いつも何個か持っている」というのは、元プロ野球選手のF氏だ。いかつい外見に似合わず、実はかわいいもの好きだという。

「遠征先で目についたかわいらしいお土産をよく買っていましたね。緊張しいなんで、試合が白熱して代打で呼ばれそうになると、そんなかわいいグッズを握りしめていましたよ。なんかバカバカしいでしょ？　そのバカバカしさが緊張を解いてくれるんですよね」

お気に入りのグッズは何だったのか？

「ワニのキーホルダー。目玉が大きくてかわいいの」

心のコントロールがうまい人は、その人なりのイライラ解消やリラックス方法を持っている。

気になったものを試してみて、自分の心にフィットする方法を見つけよう。

25 イライラが人を成長させる

さて、ここまでイライラ撃退法をいろいろとご紹介してきた。

最後に、アメリカでコーチング学を学び、プロチームでコーチングスタッフ経験もあるスポーツ研究所所長O氏のアドバイスに耳を傾けてみよう。

「スポーツの世界では、イライラしたら、まず負けます。感情をコントロールできなければ、適切な身体反応を引き出し、実力を発揮することができないからです。だから、どんなスポーツでも相手をイライラさせる作戦をとることはよくあります。相手を挑発したり、ラフなプレーを仕掛けたり。それで相手が激高すればしめたものです。この種の駆け引きはどんなスポーツでも、とくに海外では当たり前に行われています」

平常心をなくしたほうが負け。

スポーツは心理戦でもあるのだ。

「ビジネスでも同じことが言えると思います。イライラするとコミュニケーションに齟齬《そご》が生まれますし、イライラ上司には面従腹背《めんじゅうふくはい》になるしかなくなりますよね。ですから、ビジネスマンにとっても感情のコントロールはとても大事なことです」

おっしゃる通りです。

「ですが、一つ理解しておいてほしいことは、イライラやストレスは、悪い面ばかりではないということです」

イライラが悪ではない？

それはどういうことだろう？

「人間関係などから生まれるイライラもありますが、仕事のプレッシャーからくるものも多いのでは？　思ったとおりに仕事が進まない、部下を使いこなせない、いいアイデアが浮かばない……うまくいかない仕事にイライラすることもあるでしょう」

たしかに、イライラは外的要因もあるが、自分が仕事をうまく回せないという内的要因が原因のことも多い。

自分自身の力不足に苛立ってしまうのだ。

「スポーツのコーチングでは、選手がストレスを感じているときが成長のチャンスととらえます。ストレスを感じているのは何かしら問題があるからで、そういう時こそ自分を振り返り、悪い部分をチェックし、修正するのです」

ビジネスにおいても、同じ。

イライラを感じるのは、問題点を改善する絶好の機会なのだ。

「たとえば、人に対してイライラするということは、人間関係がうまくいっていない、つまりコミュニケーションがきちんととれていないということです。コミュニケーションがとれていないのはどこに原因があるのか。相手に問題があるのか、自分に問題があるのか、チェックしてみるべきでしょう。その原因を把握し、修正すれば、ビジネススキルは一段高いレベルに上がるのではないでしょうか」

イライラを機に自分を見つめなおし、その裏にかくされた問題と向き合う。

イライラもストレスも感じない人に成長はない。

怨みを抱くな。
たいしたことでなければ、堂々と自分のほうから謝ろう。
頑固を誇るのは小人の常である。
にっこり握手をして自分の過ちを認め、
いっさいを水に流して出直そうと申し出てこそ、
大人物である。

デール・カーネギー
Dale Breckenridge Carnegie

3

何もやる気がしないときのモチベーション回復の法則

26 やる気を奪う危険なログセ

「あの人はどうしてあんなに元気なんだろう?」

ため息をつきながら、こんなことを思ったことはないだろうか。それにひきかえ自分はいつも疲れていて、何をするにもモチベーションが上がらない。こんなにも違うのはどうしてだろう?

その疑問に答えてくれるのは、働き方学講師のNさん。

「元気ではつらつとした人と、疲れ切った人は、使う言葉ですぐにわかります。もしかして仕事の合間に、『ああ疲れた』とか『ああシンド』なんて言ってませんか? 疲れたときに『疲れたなぁ』と言いたい気持ちはわかります。でも、それでは疲労感のダメ押しになってしまいます。疲れを増幅させているようなものですよ」

なぜ、「疲れた」と口にするのがダメなのか。それは、言葉は思っている以上に強い力を持っているからだという。

「疲れた」と言葉に出すと、脳は、もうこれ以上体を動かさないほうがいい、何もやらないほうがいいという信号を発する。その結果、体を動かすのがしんどくなったり、何もやる気がおきない状態になってしまうのだ。

「いつも元気な人は、『疲れた』とか『もうダメだ』といった脳にマイナスのイメージを伝えるような言葉を使いません」

では、どんな言葉を使うのか？

「疲れたと感じたとき、『いや、疲れてなんかいない』とウソを言う必要はありません。ちょっと言葉の言い換えをしてみましょう。疲れたと感じたら、『うん、よくやった』と口にしてください。もうこれ以上できないくらい疲労がピークに達したら、『我ながらよくやったじゃないか』と言ってみましょう。自分を評価し、ねぎらう言葉に言い換えるんです。疲れよりも満足感を強く感じるようになって、次へ進む気力につながりますよ」

「疲れた」を「よくやった」に言い換える。
たったそれだけのことだが、
脳に伝わるメッセージは大きく違うのだ。

27 カンタン仕事で脳を適応化する

やらなければいけない仕事があるのに手を付ける気にならない。やり始めてみても、すぐに気が散ってなかなかはかどらない。

こんな経験はないだろうか。

誰にも、どうしても気が乗らないときがあるものだ。

東大を出て外資系金融機関に入り、他の追随を許さない成績をあげているA君にアドバイスを求めると、「カンタンな仕事をテキパキと片付けていくと、気持ちが乗っていきますよ」と教えてくれた。

たとえば、本格的に仕事に取り掛かる前に、メールチェックをして返信を済ませてしまう。業務日誌を書く。必要な資料をピックアップするなど、頭を使わずにカンタンで、すぐに完了できる仕事をできるだけテキパキとこなすようにするのである。

なぜ、カンタン仕事をこなしていくと、ダレた気分が一掃され、仕事に集中できるようになるのか？　A君は、「脳の働きを利用するんですよ」と言う。

脳には環境順応性があるという。

どんな環境でもそれに合わせてできるだけパフォーマンスを上げようとする働きだ。

「気分が乗らないときでも、仕事を片付ける行動をとっていくことで、脳は仕事をこなす態勢になっていくんです。でも、いきなり難しい課題だとギブアップしてしまうので、カンタンな仕事を積み重ねて助走をとるんです。ポイントはテキパキとやること。ダラダラやっていても脳は切り替わりません」

形から仕事に入ることで、気持ちを仕事モードにすることができるというわけである。

「カンタンな仕事でも一つ片づけると満足感が得られますからね。それをいくつか積み重ねていくと、脳はもっと大きな満足感が欲しいと思い、本格的に仕事に集中できます。できる人はみんな朝のルーティンを決めて、似たようなことをやっていますよ」

脳の仕組みを利用したモチベーションアップ術――。
さっそく朝のルーティンを決めてみてはいかがだろうか。

28 やる気が上がる座り方

仕事に集中できないのは、メンタルな問題よりも姿勢がよくないのかもしれない。

そう指摘するのは、オフィスアドバイザーのS氏である。

「目の疲れ、肩こり、腰の痛みなどがあると、仕事に集中することができません。それらの原因の多くは、オフィスでパソコンに向かうときの姿勢にあります」

パソコンワークが多い人は、椅子の背もたれに寄りかかったり、逆に前かがみの姿勢になりがちである。こうした姿勢を長時間続けていると、目、肩、腰に大きな負担がかかる。

「仕事ができる人は、姿勢のいい人が多くないですか？　彼らは仕事のパフォーマンスを上げることを常に考えていますから、疲れないで気持ちも折れない、姿勢の重要性を無意識にわかっているのだと思いますよ」

では、S氏にデスクでの正しい姿勢を教わってみよう。

まず背筋を伸ばして椅子に座る。膝は90度に曲げ、両足をしっかりと床につける。足を組むと背骨や骨盤が歪むので、疲れる原因になる。パソコンのモニターは目の高さにあることが望ましいが、ノートパソコンの場合はそうできない場合もあるだろう。疲れにくいという観点からは、ノートパソコンはできるだけ大きいほうがいい。キーボードは手、手首、ひじが水平な状態になるように。ブラインドタッチができれば、首を上下することが少ないので、より疲れにくくなる。これだけで、体への負担は軽減されるはずである。

「もう一つ注意していただきたいのが、座りっぱなしを避けるということです。座り姿勢を続けているとエコノミークラス症候群を発症しやすくなります。足の血流が悪くなり、血管の中に血栓ができて詰まってしまう病気です。それを避けるために、30分おきに立ち上がって体を動かすようにしてください」

1〜2分歩いたり、つま先立ちを数回して、足首やひざの関節の曲げ伸ばしをするだけでも効果があるという。また、脱水もエコノミークラス症候群を引き起こす原因となるので、こまめな水分補給も心がけたい。

気持ちと体は密接につながっている。疲れにくい姿勢でデスクワークを行えば、やる気も、仕事の効率もアップするのだ。

29

“自分ルール”で上司の期待値をも超える

仕事のモチベーションが上がらない原因はいろいろある。

仕事がつまらない、やる価値を見いだせない、たいした仕事ではない、どうがんばってもできる内容ではない……。仕事に取り掛かる前から「こんなことをしても、達成感や満足感が得られない」と決めつけてしまっているのである。

「どんな仕事にもやるべき意味がある。意味のない仕事なんてない」ということは、わかっている。わかってはいるが、どうしても気が乗らないから困るのだ。

大学在学中にベンチャービジネスを立ち上げ、さまざまなタイプの飲食チェーンを展開しているR氏も、モチベーションを上げることのむずかしさに理解を示しつつ、次のように述べた。

「経営者と従業員では、そもそも仕事に対する視点が違う。たとえば、ぼくはよく店のトイレ掃除を自分でやるが、それはお客さんにとってトイレの清潔さが店を評価する重要な判断材料になっていると痛感しているから。でも、雇われている人は、なかなかそこまでの意識は持てないのも理解できる」

R氏は現在のビジネスを立ち上げるまでにさまざまなアルバイトを経験してきたという。

「レストランの業態を学ぶために、ウェイターのバイトをしていたんですけど、新入りの頃は接客なんてさせてもらえず、ひたすら駅前でチラシ配りですよ。こんなことやってる場合じゃないと思いましたが、どうしようもない。それで、自分で目標を立てることにしたんです」

R氏は、300枚ノルマのチラシを1時間で配り終えるよう目標を立てた。

しかし、初めはなかなか受け取ってもらえない。

そこで、受け取りやすいのはどんな人か検証しながら配るようにした。

「これがけっこう面白くてね。イタ飯屋だったのでOLさんが受け取ってくれやすいだろうと思ってOLさんに重点的に配る。やはりランダムに配るより、格段にはけるわけです。いわば、簡単な仮説と検証ですね。自分の立てた仮説がはまるとうれしい。それで次は、帰宅途中の人がいいのか、買い物をしている人がいいのか検証してみる。そうやっているうちに、すぐに目標の1時間で300枚のチラシを配れるようになりました。店の人は驚いてね。こいつはできるかもしれないと思ってくれて、店内をまかされるようになりました」

つまらない仕事、やりがいのない仕事もやらなければならないときがある。それも含めての「仕事」なのだ。そこでモチベーションを落としていてはそれまでである。

R氏のように、自分なりに目標を立ててそれをクリアできるか試行錯誤してみるのも、やる気を引き出す一つの方法だろう。

どうしたら目標を達成できるか考えることで、その仕事自体に楽しみを見いだすこともあるし、なによりビジネス思考のトレーニングになる。

「もう一つ大切なことは、達成感ですよ。自分で目標を立てて、それをクリアする。小さいながらも達成感があるわけです。それがいくつも積み重なれば、相当な自信になります。ぼくが若いうちに起業する決意をしたのも、そんな小さな達成感がいくつもあったからかもしれない」

小さな目標立てで、どんな仕事も、自分のプラスにできる。

30 「もののはずみ」に従うと、心が若返る

何かを始めることが億劫になるのは、老化現象の一つ。

まだ若いうちから行動力を衰えさせるのはいただけない。

やる気がしない、面倒くさいと家でじっとしていると、心が不活性の状態になってしまう。不活性の状態になると、喜びや楽しみが感じられなくなり、ますますうちに引きこもる。

そんな心の老化を防ぐために大切なのは、「もののはずみ」だと精神科医のW先生は言う。

「もののはずみ」とは、つまり、何かしら気になったり、興味を持ったことは、そのときの勢いにまかせて手を出してみようということ。

たとえば、普段だったら誘われても行かない飲み会に参加してみる。気になった映画を観に行ってみる。どんなことでもいい。心にひっかかったら、その勢いのまま行動してみるのだ。

「最初は腰が引けるかもしれませんが、それでもあえて、もののはずみに従うことが大切

です。はずみで行動を起こせば、その後どういう展開になるかは予測がつきません。それが大事なのです。不測の事態に陥いれば、脳にフレッシュな刺激がたくさん入ってきます。刺激があるからこそ脳は活性化するんです」

予測がつかない状況に身を置いてみると、良きにつけ悪しきにつけ感情が波立ってくる。「やっぱり、こういうことは嫌だな」と再確認することもあるかもしれないが、逆に「案外、面白いじゃないか！」と高揚感を得ることもあるだろう。

緊張、興奮、感動、驚愕、忘れていた感情の振幅を思い出せば、ダレた気持ちややる気の低下など忘れているはずだ。「今度はこれをやってみよう！」「あれを試してみよう！」と次の行動に思いをはせるようになる。

もちろん、もののはずみでやってみて失敗したり、痛い目に遭うことはある。でも、それもまた楽しからずやだ。失敗は、楽しみや感動を得るための授業料と考えればいい。

31 集中力を高めるスケジューリング

人の心というのは意地悪なもので、集中しなければいけないと思えば思うほど、気が散って何も手につかなくなるときがある。

集中できない原因の一つは焦り。

やらなければならない仕事が積みあがっているのに、どこから手を付けていいのかわからない。どれだけやれば、その仕事を完遂できるのか見通しがたたない。

そんな焦りが集中力を削いでいくのである。

人気放送作家のM氏が、そんなときの対処法を教えてくれた。

「山ほどやらなければいけないことがあるのに、集中できないのはよくあることです。ぼくにも経験があります。そんなとき、ぼくはすべての仕事に優先順位をつけます」

積みあがった仕事を、①「すぐにやらなければいけないもの」、②「1週間以内にやらなければいけないもの」、③「まだ時間的余裕があるもの」に分けるという。

「そしてここからが大事。3つに区分けした仕事をさらに、今日はこれとこれ、明日はこ

こからここまでと細かくスケジューリングしていくんです」

そして、スケジューリングした仕事は、紙に書き出して見えるところに貼りだしておく。

「要するに、〝見える化〟するわけですね。頭の中で考えているだけでは忘れてしまうことがあるし、漏れがあるかもしれない。それに、予定通り進まなくても『まあ、いいや、こっちは明日に回しちゃえ』と甘くなりがちです。だから、紙に書き出して、はっきりといつまでにやると自分に対して宣言しておく。もちろん、予定通りいかないこともありますが、そのときも紙に修正を入れて見える化しておく。やるべきことが見える状態だと、自然と集中して取り組めるようになりますよ」

M氏に限らず、できる人ほど、しっかりと区分けをしてスケジューリングしている人は多い。おそらく、彼らはたくさんの事柄に同時に集中できないことを知っている。

だから、今やるべきことをピックアップして、そのことだけに集中する。

その積み重ねが、たまった仕事をこなし、成果につながるのだ。

32 潜在意識に集中スイッチを刷り込む

残念ながら、人が集中できる時間はそれほど長くはない。

個人差はあるが、1時間から2時間程度だろうか。

10時間ぶっ続けで集中するなんていうことは、そもそも不可能なのである。

まず、そのことを知っておく必要がある。そして、自分の集中できる限界時間を理解しておくことも重要だ。限界時間を超えると、とたんに能率が落ちるので、いつまでもダラダラとやっているのは、かえって仕事を遅らせる原因になる。

「だから、90分なら90分、2時間なら2時間集中して仕事をしたら、休憩時間を設けて一休みすることをおすすめします。休憩も能率を高める大切な時間なんですよ」

メンタルトレーナーのO氏は言う。

スポーツ選手のトレーニングも、かつては長時間、休憩なしで行われることが多かったが、最近はスポーツ科学の発達のおかげで短時間集中して行って、休憩をはさむことが多い。そのほうが、トレーニング効率が上がることが実証されているのだ。

ただし、問題なのは一旦休憩に入ると、再び集中をオンにするのに時間がかかるということ。休憩が終わって、「さあ、集中しよう」と思っても、集中状態に入るには助走が必要になる。そういうときに役立つテクニックをO氏が教えてくれた。

「普通、休憩はキリがいいところで一服入れると思いますが、それだと再開するときにどうしても助走期間が必要になる。だから、休憩に入るときは、あえて次の仕事にちょっと手をつけておくんですよ」

キリのいいところで終わらずに、ちょっとだけ先に進んでから休憩に入る。この方法のメリットは、休憩で集中を完全にオフにしないことである。

次の仕事をちょっとだけやっておくと、脳は完全にオフ状態にはならない。漠然と途中で終えた仕事のことを考えている。そういう状態で、仕事を再開すると、すぐに集中に入りやすくなるという。

「集中するための儀式を決めておくのもいいですね。イチロー選手が打席に立つときにやる儀式がわかりやすいでしょう。打席への入り方からバットを立てる動作までの一連の儀式で集中のスイッチをオンにしています。同じように、デスクに座ったら、パンパンと両手で自分の頬をたたく、一点を集中して見つめる、強くガッツポーズを作るなど何でもいいので、これをやったら集中状態に入れるという儀式を作っておくといいですよ」

集中儀式はある種の自己暗示。

この動作をすれば、瞬時に集中できると強く思うこと。

動作を決めたら、一日一回はその動作をして「自分は集中している」と潜在意識に刷り込む。

「何人ものプロ野球選手に話を聞きましたが、一流と呼ばれるバッターには打席で雑念がないんです。たとえば、ここで打てなかったらどうしようとか、狙い球が来るだろうかなんてことも思わないそうです。逆に、ここで絶対に打てるとか、打てばヒーローだといったことも思わないとか。とにかく、ピッチャーが投げたボールを最高のバットスウィングでとらえる――それしか頭にないそうです」

なるほど、ある種の無の境地に入るのですね。


集中儀式を繰り返しインプットすれば、誰でもそうした反応を引き出すことができる。

33

人を喜ばせることを考える

がんばって仕事をするのは、言うまでもなく自分のためである。

給料をアップさせたい、出世したい、自分の夢を実現させたい……。

しかし、自分のことだけを考えていてはモチベーションは続かないと、スポーツジャーナリストのT氏は言う。

モチベーションの源泉は、少しでも上に行こうとする自らの欲求では？

「もちろん、そうなんですが、あるところまで行くと自分のためだけではモチベーションは持ちません。私は仕事がら偉大な記録を残したプロ野球選手をたくさん取材してきましたが、口をそろえたように、若い頃は自分のことが最優先だったが、ある程度経験を重ねると、チームのため、ファンのためと言います。それはけっして優等生的発言から来たものではなく、本当にそういう気持ちになっているようなんですね」

そういえば、イチロー選手がかつて「ぼくが何かをすると、周りの人やファンの人たちが喜んでくれる。それがうれしいからやっている」とインタビューで応えていた。

「個人的な欲求によるモチベーションは、何かをきっかけにして一気にトーンダウンしてしまうことがあります。たとえば、これ以上ないほどがんばって成果もあげているのに、おべっかが上手な人間が出世するようなことがあると、もうやっていられないと一気にやる気が下がってしまう。でも、喜んでくれる誰かのためにやるなら、他の人がどう言おうと関係ありません。あくまでも、その人が喜んでくれるかどうかがものさしです」

ビジネスの世界でも、功成り名を遂げた人が、世のため人のためを口にすることは少なくない。人の役に立つこと、人を笑顔にすることを目標に掲げている企業も数多い。

もし、どうしても仕事に対して情熱を燃やせない自分に悩んでいるなら、自分の仕事が人にどのような影響を与えるか考えてみてはどうだろうか？

自分がこの仕事をやり遂げることによって、笑顔になってくれる人はいるか。

喜んでくれる誰かの顔が見えれば、くすぶっているモチベーションの火は再び燃え上がるはずだ。

34 Have to を Want to に変える損得勘定

某大手企業に勤めるA君は、若手のエースとして一目置かれている。

常にモチベーションが高く、何をするにもやる気に満ちている彼。

どうして、いつもそんなに前向きなの？

「やりたいことしかやらないから」

……。企業に勤めていて、やりたいことしかやらないなんて許されるはずがない。

やりたいことも、やりたくないこともひっくるめて「仕事」だろう？

「全部〝やりたいこと〟にしちゃえばいいんだよ。モチベーションが上がらないのは、やらなければいけないと思っているからでしょ？　言ってみれば、Have to の仕事。でも、ぼくはいつも Want to の仕事をやっている」

どうしたら、Have to を Want to にすることができるのか？

「損得勘定で考えればいいんだよ。たとえば、先輩の資料収集を命じられたとします。自分の仕事でもないのに、なんでこんなことをしなければいけないのか。完璧にこなしても、自分ではなく先輩が評価されることになるでしょう。やる気出ませんよね。でも、ぼくはこう考える。これをきちんとやれば先輩にできるヤツと思われる。できるヤツと思われれば、いろいろ重要な場面で使ってもらえる。これは自分にとって得なこと。逆に手を抜いてやったら、重要な仕事はまかされないだろうし、『あいつはダメだ』と悪いウワサをたてられるかもしれない。これは損なこと。だから、ぼくは喜んでやるんです」

おぉ、さすが若手のエース。考え方が合理的だ。

モチベーションが上がらない仕事をふられたときは、「これをやったら何か自分に得することはないか」を探してモチベーションを上げる。

だが、どうしてもメリットが見いだせない仕事はどうしているのだろう？

「そりゃあ、断りますよ。やんわりと、いろいろな手を使って。先日も、部長から娘と見合いしないかと打診されましたが、断りました」

え、部長の娘なんてメリットあるんじゃないですか？

「いえ、ぼくが狙っているのはもっと上ですから」

惹きつけられる人柄の人はみな、自分らしくて無理がない。

35 やりたいことが見つかる夢のマトリックス

何もやる気が起きない原因は、かなえたい夢ややりたいことがまだ見つかっていないからかもしれない。

モチベーションの高い人は、目指す目標を設定し、それに向けて努力するが、そもそも何をやったらいいのかわからない人は、どこにモチベーションを向けていいのかわからず、さらにはモチベーションを上げる必要性にすら疑問を覚える始末。

メンタルトレーナーのO氏に話を聞いてみた。

「何をやったらいいのかわからない人は、目標設定のマトリックスを描いてみましょう。アスリートの目標設定のために考案されたメソッドですが、夢ややりたいこと探しにも応用できます」

やり方は簡単だ。

① 3×3のマス目（マトリックス）を描く。

② 中央に「夢」と書く。

③　夢から連想するものをまわりの８マスに一つずつ書き込んでいく。
たとえば、ビジネスマンの場合なら、「年収１０００万円」「社長になる」「豪邸を建てる」「高級外車に乗る」などが並ぶかもしれない。

８つのキーワードが出そろったら、最初のマトリックスのまわりに同じような３×３のマトリックスを描き、その中央に８つのキーワードを一つずつ入れていきます。

そして、そのキーワードを実現するためにやるべきことを記入していくのです。

「年収１０００万円」のキーワードなら、「海外のビジネススクール留学」や「営業成績で全国トップ３に入る」といった項目が入るかもしれない。

「社長になる」のキーワードのまわりには、「若いうちに海外勤務を経験する」「各部署にネットワークをつくる」といった項目が並びそうだ。

「頭で考えているだけではなかなかまとまりませんが、こうして紙に書き出してみると、けっこうやりたいこと、やるべきことが整理されてきます」

さらに、Ｏ氏はポイントをあげてくれた。

「マトリックスに書き出した夢や目標は、常に流動的です。いつでもどんどん修正してかまいません。はじめの思いに縛られる必要はないんです」

たとえば、最初のマトリックスに「社長になる」と書いたが、そこから社長になるためにやるべきことを考えてみると、何も思い浮かばない。

そこで、自分は会社での出世を望んでいるわけではないことに気づくかもしれない。

そのときは、「社長になる」を修正して、「人生の充実」に書き換えてもいい。

そうなると、やるべきこともまた変わってくる。

このように、マトリックスを何度か書いていると、次第に本当に自分のやりたいこと、望む姿が見えてくる。

やりたいことが見えてくると、「よし、まずはここから始めてみよう」「これなら自分にもやれそうだ」という思いが湧いてくるはずだ。


胸の内を見える化しよう。

そして、思いのままに一歩を歩み出すのだ。

夢のマトリックス

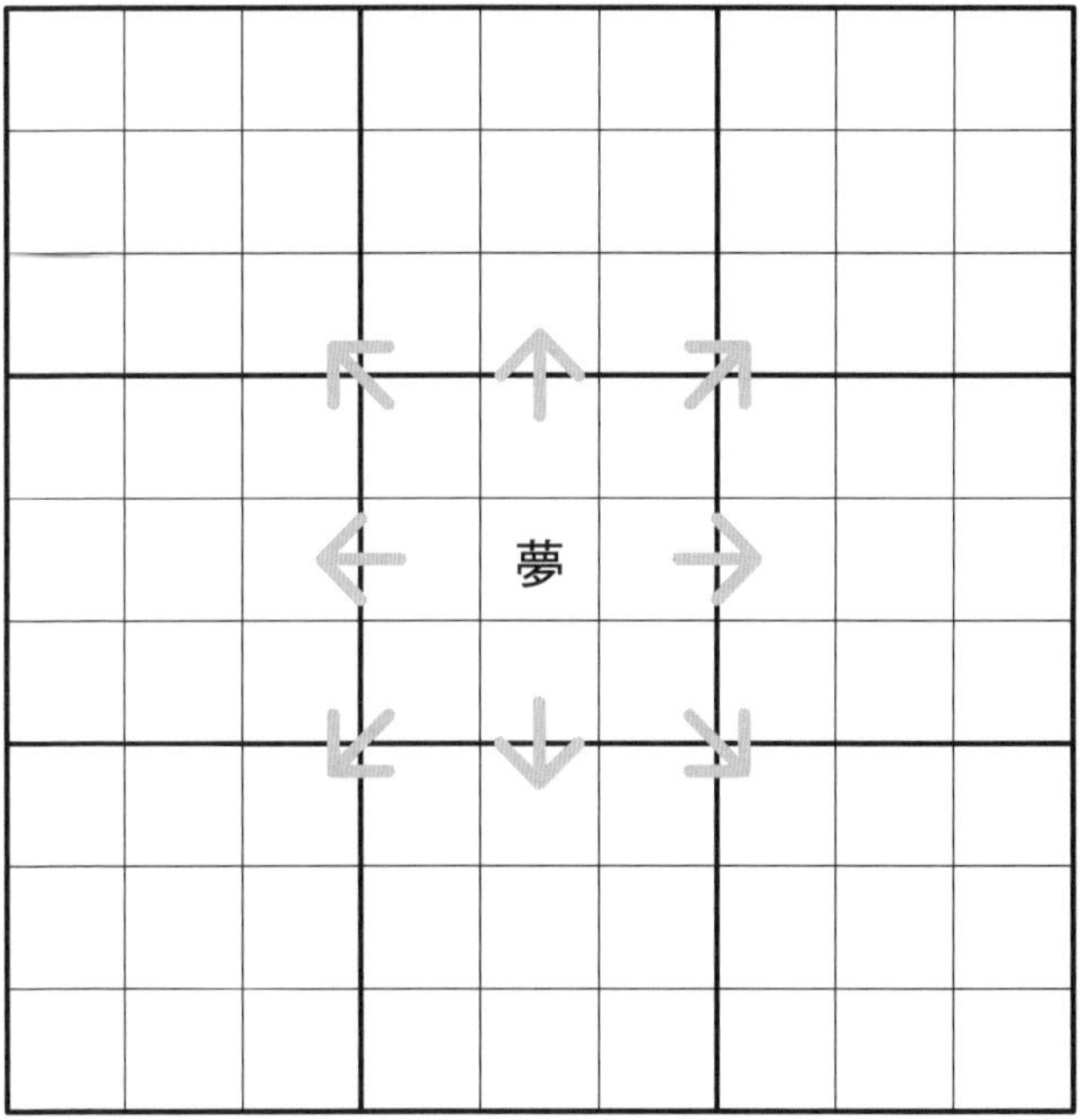

人生の初期においての最大の危険は、
リスクを取らないことである。

キルケゴール
Søren Aabye Kierkegaard

4

「ここ一番」で力を発揮できるカンタン自己暗示術

36 焦りをかき消す1分間瞑想法

大切なときに限って、焦りや緊張に襲われ、ガチガチになってしまう。言おうと思っていたことは跡形もなく飛び、頭の中が真っ白になる。

そうなるともうパニック状態で、ミスがミスを呼び、さらにとんでもない失敗を重ねてしまう。失敗やミスの大半は、焦りや緊張によって引き起こされる。一度焦った状態になってしまうと、「焦るな、落ち着け」と念じても、ますます焦りが這い上がってくる。

「そういうときのために、緊急用の焦り対策法を持っておくことをおすすめします」と言うのは、瞑想法の指導も行っているヨガインストラクターのY先生だ。

「焦ったり、緊張したときは1分間瞑想を試してみましょう」

やり方はとてもカンタン。①まず床にあぐらをかいて背筋を伸ばす。会社のデスクでなら、背筋を伸ばして椅子に腰かけてもいい。②両手を組んで、おへそのちょっと下、東洋医学で丹田と呼ばれる「気を集める場所」にそえる。③そして、目をつぶり、1分間ゆっくりと呼吸に意識を向けながら頭を空っぽにする——。

「1分間という短い時間ですが、けっこうリラックスできますよ」

仏教の修行に端を発する瞑想は、その科学的効果が実証されつつあり、今や西洋医学でも精神医学の治療に取り入れられるほど認められている。

たとえば、目を閉じるのは、情報を遮断する効果がある。

人は情報の80%以上を視覚から得ているので、目を閉じて情報をシャットアウトするだけでも脳の情報処理機能を休ませることができる。

また、呼吸に意識を向けるのも、余計な想像を排除し、脳をリラックスさせ、疲労をとるためである。

過重な情報処理と心理的圧迫にオーバーフロー状態になっていた脳を休め、落ち着きを取り戻すことが1分間瞑想法の役割である。

プレゼンの前、集中力を高める儀式として取り入れてはいかがだろうか。

37

ガチガチをほぐす部分的緊張弛緩法

取引先へのプレゼン、お偉いさんとの会食、ビッグマネーが動く商談……どれも緊張してガチガチに固まってしまうシチュエーションだ。

「落ち着け、冷静になれ」と言い聞かせるほど、筋肉はこわばり、手のひらに汗がにじんでくる。

大事な場面で緊張してしまうのは、失敗したくないという恐怖心と、いいところを見せたいという野心だ。普段とは違う精神状態に追い込まれ、頭も体も思うように動かなくなっていく。

試合前のアスリートがまさにこのような状態だ。

この本番で最高のパフォーマンスを発揮するために、長く苦しい練習を積んで来た。ここで結果を出さなければ、これまでの努力は何だったのか。周りからも何といわれるか。

こうしたプレッシャーによる緊張を解くために、アスリートはフィジカルトレーニングとともにメンタルトレーニングを積んでいるのだ。

多くのプロスポーツ選手にメンタルトレーニングの指導を行っているメンタルトレーナーのO氏に、即効性のある緊張緩和法を教えてもらおう。

「するな、するなと思うほど緊張は強くなってしまいます。では、その逆をやってみましょう。思いっきり体に力を入れて緊張状態を作り出すのです」

まず右手に力を入れる。

筋肉がこわ張るのを感じたら、一気に力を抜いて弛緩させる。

この動作を右手、左手、両肩、右足、左足と行っていく。

最後に全身に力を入れて、一気に緩める。

「どうです？　コチコチだった体がほぐれていませんか。体の緊張がほぐれると、心の緊張もほぐれていきます。どうしてもガチガチがほどけないときに効果的ですよ」

うん、たしかに体がリラックスして、気持ちもだいぶラクになった。

ただし、あまり急激に筋肉を緊張状態にすると攣《つ》ってしまうことがあるそう。加減して行おう。

心の緊張を取るには、
まず体の緊張からほぐすといい。

38 普段から思ったことを言う

Ｅ君には尊敬する人がいる。直属の上司であるＫ課長だ。

仕事ができるのはもちろんのこと、どんなときでも動じない意志の強さは、自分にはない資質だけに強く惹かれている。

なぜ、課長は緊張を強いられる場面でも堂々としていられるのか、ここ一番で力を発揮できるのか、誰に対しても臆することなく接することができるのか。

飲み会の席で、勇気を出して聞いてみた。

すると、課長は笑いながら次のように言った。

「ここ一番で力を出せる強いメンタルを身につけたいなら、普段から思ったことを言うべきだよ」

思ったことですか？

「たとえば、いさかいを恐れて自分の思いを口にするのをためらっていないかい。不満を胸にしまっていないかい。不満に思っても一度我慢してしまえば、もう賛成したものとみなされるんだよ」

まさに自分のことを言っているのだとE君は感じた。

争いを好まないE君は、人と意見がぶつかりそうになると、自分の意見を引っ込めるのが倣いになっている。自分が我慢すれば丸く収まる。それでムダないさかいがなくなるなら、それでいいじゃないかと思ってきた。しかし、それが続くとやはり不満がたまってくる。何も言えない自分に対しても腹が立ってくる。

「自分の意見を表明するのは悪いことじゃない。そりゃあ、何でも反対の野党みたいじゃ、なんだアイツはと言われるけど、是々非々でいいことはいい、悪いことは悪いと自分の態度は鮮明にしておくべきだとぼくは思う。それに、異なる意見がぶつかるとケンカになって悪感情が生じると思っている人が多いようだけど、意見の対立は議論にはなるけどケンカになることは少ないんだよ。むしろ、自分の意見を持っているということで相手を尊重することも少なくない。争いになることを心配する必要はないんだ」

そうなのか。

自分はこれまで生意気に思われたらどうしよう、無視されたらどうしようと思って声を出すのをためらってきたが、そんなことは心配する必要はないのか。

「それにね、普段から自分の意見を言うこと、人と議論するということは、ここ一番の時に力を発揮するための自己暗示になるとぼくは思っている。つまり、自分は人と違っていることを恐れない、言うべきことは言うという姿勢が、自信となって、ちょっとやそっとのことでは動じないメンタルを作るんだ。普段から突っ込まれることが多いから、肝心の場面でもあまり焦りを感じなくなるしね」

そう言ってK課長は、E君の肩をやさしく叩いた。

ここ一番はハレの場だが、大切なのは普段の態度だ。

普段をどう過ごすかで、ハレの場での自分のふるまいが決まる。

39 徹底した下準備で平常心を保つ

バスケットボール全国大会の常連校でアシスタントコーチを務めるM氏は陰に日向にチームを支える存在だ。毎年全国大会にコマを進めてくるが、何か秘策があるのか？

「うちのチームはメンタルを重視しています。平常心で戦ってこそ最大のパフォーマンスを発揮することができますからね。」

最近では高校スポーツでも、メンタルトレーニングを取り入れるところが増えている。それ以外に、このチーム独特の策はないのだろうか？

「他はやっていなくて、うちがやっていることといえば、下見ですかね。うちは、会場となる場所まで実際にチーム全員で訪れて下見します。初めて訪れる場所なら、少なからずアウェー感を感じます。それをなくすために事前にチームで下見をするんですよ」

それは初めて聞きました。下見までするチームは珍しいですね。

「なぜ、やらないのか不思議議ですよ。だって、みんな平常心が大事というでしょ？　初めての場所は平常心を失わせる要因なんだから、下見して少しでもマイナス要因を減らすのは当然の策だと思いますけどね」

彼らがここ一番で力を発揮できるのは、このような徹底した下準備にあるのかもしれない。

ビジネスの世界でも本番で力を発揮できる人は、事前準備をしっかり行っているもの。事前準備をきっちりとやっておけば、自信となり、平常心で本番に臨める。

「準備」は誰にでもできる。
やるかやらないか、差がつくのは、そこだ。

40
普段やらないことはしない

「もう一つ付け加えると、大一番の試合になればなるほど、普段と同じように過ごすことを徹底しています。裏返せば、普段やらないことはやらないということですね」

普段やらないことはやらないとは、いったいどういうことだろう？

「たとえば、試合前にかつ丼を食べてゲンを担ぐとかそういうことはしないということです。いつも通りのものを食べ、いつも通りの生活をさせます。だって、かつ丼なんて食べたら消化に悪いでしょう。当日に、お腹でも壊したら元も子もありませんからね」

平常心で臨むことに、徹底的にこだわっているということだ。

「以前、全国大会のベスト4に入ったとき、市長さんが応援に見られたことがあったのですが」とM氏は過去の失敗を語り出した。

地元の高校のチームがあと一つ勝てば決勝戦に進めるということで、市長がチームの激励にやってきた。彼としては、チームを鼓舞し、勇気を与えたいと思ったのだろう。

しかし、政治家の性が身についてしまっていたため、試合前の貴重な時間に15分もの長広舌をふるい選手たちの体を冷やしてしまった。

「結果、チームは大敗しました。市長さんの演説を敗因にするわけではありませんが、普段と違うことをしてしまったことはおおいに反省して、以後はそうした申し出はすべてお断りしています。とにかく、選手には普段の練習の延長戦のような環境で試合をやらせたいと思っています」

ビジネスの現場でも、大事な会議では気合が入りすぎてしまうことがある。是が非でも成功させたいという気持ちはわかるが、あまりに張り切りすぎると逆効果になる場合がある。

本番前に心がけるべきは、
普段やっていることをそのまま本番に持ち込むこと。
心を落ち着かせて本番に臨むには、それが一番なのである。

41 〝ソリューションバンク〟であわてない

A社は昨年、大きな不祥事に揺れた。創業家一族の社長が不祥事を起こし辞任に追い込まれ、同時に競合他社による株買い占め騒動が発覚して大騒動に発展したのである。

リーダー不在のこの危機的状況を取り仕切り、外部の有力企業から社長を招き入れ、第三者割当増資を実施して株買い占めに対抗したのが、総務部長のS氏だった。

この見事な差配で評価を上げたS部長は、社長レースの先頭に躍り出たといわれている。

社長の不祥事だけでも社内はパニックに陥り、さらに乗っ取り工作まで露見して大混乱になったというのに、S部長はどうして落ち着いて対処することができたのか。そこには、彼独自の事前準備があった。

「東日本大震災のときに、さかんに想定外という言葉が使われました。想定外の地震、想定外の津波……その結果、未曾有の災害をもたらしたことは記憶に新しいでしょう。しかし、そのとき誰もが思ったはずです。こんな大事なことが想定外とはどういうことかと。つまり、きちんとした事前の想定を怠ってきたのではないか。やるべきことをやってこなかったのではないか」

同じ轍を踏んではいけないと考えていたとき、S氏はメンタルトレーニングの本と出会い、そこに書かれていた〝ソリューションバンク〟という考え方に共鳴した。ソリューションバンクとは、本番であわてず平常心で臨めるように、あらかじめ起こりうるトラブルを可能な限りピックアップして、その対策まで準備しておくというもの。いわば、あらゆることを想定内にしておくという考え方である。それを読んだS氏は、自社に起こりうるトラブルを集め、対処法を、専門家の意見も交えデータベース化していった。

不祥事はそんな中で起きたのである。事前にソリューションバンクを準備していたS氏はあわてることなく、他の取締役たちに指示を出し、危機を見事に乗り切ったのである。

本番に強い人というのは、ソリューションバンクを持っている。不測の事態をピックアップし、その対処法をあらかじめ考えておく。その引き出しが多ければ多いほど、突発的な事態にもあわてることなく対応することができる。

あらゆる事態を想定した事前準備は、入念なイメージトレーニングをも兼ねているのである。

42 自己暗示効果を倍増させる「ごほうび」

ここまで、本番で力を発揮できる自己暗示のコツを述べてきたが、自己暗示とは自分のなりたい姿を強くイメージし、潜在意識の中にその姿を刷り込んで、行動をその方向に導いていくものである。

この自己暗示の効果を高めるのが、「ごほうび」だとI氏は述べる。

I氏は行動科学をベースにしたコンサルティング活動を行っている。

「**自己暗示を行って、何か一つでも目標をクリアすることができたら、自分自身にごほうびをあげてください**」

とI氏は言う。

ごほうびは、どんなものでもいい。

たとえば、大好きなスイーツを食べる、友だちとディズニーリゾートに遊びに行く、好きな洋服を一枚買うといったことでもいいし、自分に一日お休みをあげるというのもいい。

いずれにせよ、自分が本当にうれしいことをするのがポイントだ。

「がんばって目標を達成したわけですから、自分をほめてあげてください。だって自分の努力でここまで来たんですから」

このごほうびが自己暗示の成功に大切だとI氏は言う。

「ごほうびがなければ、ただただ黙って努力するだけですよ。努力は報われてこそ、やる気になるというものです。気前よくごほうびをあげてください」

さらに、ごほうび効果は、自己暗示をより強固なものにするという。

「目標クリアでごほうびをあげることによって、自己暗示と快が結びつきます。自己暗示で自分が少しずつ変われば、それは楽しい、うれしいことだというイメージができあがります。そうすると、もっとがんばろう、もっと努力しよう、もっと自分を変えていこうという前向きな気持ちがあふれてくるのです」

自分を変えるには、自分から動かなければならない。

でも、腰の重い人も多いはず。

そんな人は、ごほうびをたっぷり用意してみよう。

いわば、目の前にエサをぶらさげて走らせるやり方だ。

一度でも走り出して達成感を得ることができれば、

もっともっと達成感を得たいと思うようになる。
そうなれば、もうあなたの心にはポジティブな言葉があふれているはずである。

「できるか?」と尋ねられたら、いつでも
「もちろん、できます!」と答えなさい。
それから急いで、やり方を探るのだ。

セオドア・ルーズベルト
Theodore "Teddy" Roosevelt

5

漠然とした
不安に
襲われたとき
の感情整理法

43 モヤモヤは書き出す

「サザエさん症候群」という言葉を聞いたことがあるだろうか。

日曜日の夜『サザエさん』がはじまると、言いようのない不安に襲われるという。翌日から、また会社や学校に行かなければならないことに憂鬱になるというのだ。

会社に行くのが嫌だ、学校に行きたくないという感情の根元には、会社や学校に対する漠然とした不安があると指摘するのは、メンタルアナリストのDさんである。

「聞いてみると、なんとなく行きたくないという気持ちが募って不安にかられるというんです。不安というのは、何かを恐れる感情。何を恐れているのかがわからないというのがいけませんね。何を恐れているのかがわかれば、具体的な対処法のある不安に変わります」

誰でも、わけのわからない不安にかられることはあるだろう。

何だかわからないが、とても心がネガティブに反応してしまうときである。

こんなときには、どうしたらいいのか？

「いくつかの要因が絡み合っているので、それを頭の中だけで考えようとすると、かえって混乱してしまう。ですから、気にかかることをすべて紙に書き出してみるといいです」

不満に思っていること、心配なこと、気がかりなことなど、どんなことでもいいから心の中に浮かぶことをすべて列挙してみる。

整った文章を書く必要はない。落書きのようにとりとめもなく書いてみよう。

「そうすると、だんだん心を不安にしているものが表れてきます。紙に書くと、考えていることの関連性が見えてきますから、不安の本当の原因が明らかになるんですよ」

多くの場合、漠然とした不安の正体は、

① 未来に対する不安――この会社でずっとやっていけるのだろうか、このまま働いていて将来の自分は幸せになれるのか。
② 人間関係の不安――あの先輩とこの先ずっとやっていけるだろうか、終業後のつきあいはしんどいな、これがずっと続くのかなぁ。

のどちらかであるという。

紙に書いてみて、不安の正体が見えてくると、対策も立てられる。

自分の将来に対して不安をもっているのなら、「こうなりたい」という理想像を明確にするといい。理想像が明確になれば、そこに到達するためには何が必要かも見えてくる。やるべきことがわかれば、不安は自然と消えていく。

また、対人関係が不安の原因だとわかれば、周りにプライベートを大事にしたいと宣言したり、つきあいにくい先輩とはなるべく接点を持たないようにするなど、いろいろとやりようがある。

モヤモヤとわからないから、不安が大きくなる。
正体がわかれば、不安は改善すべき目標に変わるのだ。

44

「断捨離」して感情をクリアに保つ

「実は私も一時、不安にとらわれて精神的にまいってしまった時期があるんですよ」

そう告白するのは、次の衆院選で立候補の準備を進めているS氏だ。

東大卒でキャリア官僚としてエリートコースを歩んでいたS氏が、政治の道に進もうと決意したのも、その精神的危機が関係しているという。

「官僚の世界というのはご存じのように出世レースでね、厳しい競争にさらされています。自分もそのレースに参加していたわけですが、あるとき私が尊敬していた人が女性問題で失脚したんです。まあ身から出た錆《さび》とも言えますが、将来の次官候補と言われていただけに策謀の噂も立ちました」

そのとき、S氏は考え込んでしまったという。こんなことをやっていていいのか。他人の足を引っ張り、上に行くことが目的の人生っていったい何なのか。

考えているうちに、自分の将来に対して不安が広がっていった。このままレースに参加して、最終的に自分はどうなるのか。それは満足すべき人生なのか。その結果、精神的にまいって休職を余儀なくされたのだという。
「精神科にも通いましたが、あまり改善されなくて、すがったのがお寺の修行です。あるお寺で1カ月修行させてもらいました。そのとき、住職に言われたんです。あまりに多くのものを抱え込みすぎているんじゃないかと。もっと考え方も生活もシンプルにしたほうがいいと。それにハッとしましてね。そうか、そうだったのかと」

修行から戻ったS氏は、ただちに「断捨離」を実行した。

入ってくるいらないものを「断」ち、周りにあるいらないものを「捨」て、物への執着から「離」れる、あの断捨離である。

「乗っていた外車を軽自動車に換え、高級なブランド品も全部処分しました。高級時計のコレクションを趣味にしていましたが、それも売り払いました。するとね、スーッと憑《つ》き物が落ちるように不安がなくなっていったんです」

S氏の行動は、メンタルケアの面から見ても理にかなっている。

人の思考や感情は、かなり環境に左右される。所有しているものが多ければ多いほど、いろいろなことを考え、気にしなければならないことも多くなる。大げさに言えば、物をたくさん持っているほど、心にトラブルを抱えやすいのである。

断捨離は、そうした悪循環を断つ有効な方法だ。

本当に必要なものだけを残し、余計なものは取り除いていく。自分にとって心地よいものだけ残れば、あちこち気にすることが少なくなり、考え方もシンプルになっていく。不安は考えすぎから来ることが多いので、考え方がシンプルになると不安に感じる対象も少なくなるのだ。

もし、漠然とした不安が晴れないなら、断捨離を実行してみるのも一つの手だろう。いっぺんに大きく削ぎ落とさなくても、いらないものは極力買わない、自分にとって必要のないものを少しずつ処分するだけでも、だいぶ気持ちがすっきりする。

「生活も考え方もシンプルになると、自分を見つめ直す余裕も出てきました。私が官僚になったのは、国家や国民の役に立ちたいからで、出世レースで勝つためではありません。だから、もっとシンプルに国家や国民に奉仕できる国会議員への挑戦を決めたのです」

「断捨離」で人生の無駄をそぎ落とし、自分自身に還る。
漠然とした不安は何かのシグナルかもしれない。

45 「尊敬するあの人ならどうする？」と考える

20代にして起業し、関東で5店舗の飲食店を経営するM氏。

そのさわやかな風貌からは、苦労などみじんも感じさせないが、飲食業を軌道に乗せ、さらに拡大展開をはかる過程では口にできないほどの苦しみも味わったはずだ。

「まあ、売上げはあるのに運転資金がショートするとか、経営者なら誰もが経験することですから、ぼくだけが特別というわけじゃないですよ」

だが、起業したベンチャーが3年後まで生き残る確率は10％にも満たないと聞く。経営とは不安との闘いという話もある。苦難を乗り越えるには相当の精神力も必要だろう。何か秘訣があるのだろうか？

「秘訣なんてものはないですが、ぼくには憧れの人がいます。業種はまったく違いますが、Iさんがぼくにとってのヒーローなんです。著書も片っ端から読みましたし、講演会にも何度も行きました。経営者としてははるか雲の上の神様のような存在ですが、ぼくは常にIさんならどう考えるか、どうするだろうかということを考えて意思決定してきました。

彼の果敢に挑む姿勢に影響を受けていることは間違いないですね」

それで不安も消えますか？

「不安が消えるわけではないですが心強くは感じます。背中を押してもらっているようで」

四国の88カ所の霊場をまわるお遍路さんには、「同行二人」という言葉がある。たった一人で孤独に霊場巡りをしていても、一人ぼっちではない。そばにはつねに弘法大師がついていて、あなたを守ってくれているという意味である。M氏にとっての弘法大師が、通信業界の革命児と言われるカリスマ経営者のI氏なのだろう。経営者は孤独だが、かたわらに憧れの人がいて後押ししてくれていると思えば心強い。不安はあるが、それを乗り越えようという心意気も生まれてくるにちがいない。

「尊敬する人、憧れの人を持っている経営者は多いですよ。少しでも近づけるようにがんばる目標みたいなものですね」

心の師がいれば、自分は一人ではないと思える。
それが大事なのだ。

46 確率で考えると不安を軽減できる

失敗したらどうしよう……。

怒られたり、嫌われたりしたらどうしよう……。

まだ何も起こっていないのに、何かと強い不安を感じてしまう人がいる。

自分はそんなに心配性ではないから関係ないと思っている人もいるだろうが、精神科医のW先生によると、そうでもないらしい。

「人はいったん悪いことを想像すると、どんどん悪い連想をして不安を増大させてしまうことがあります。たとえば、メタボリックシンドロームが話題になると、メタボ→心筋梗塞や脳梗塞などのリスクが高まる→死亡という連想が働いて、ムリなダイエットを行い、かえって体調を崩してしまったり。コレステロール値が高いと循環器系の病気になるリスクが高くなるのは確かですが、メタボの人とそうでない人の寿命を比べてみると、ほとんど差はないという研究結果もあります。マスコミは、大げさに伝えますから、煽られてネガティブな連想スパイラルに陥らないようにしたほうがいいですね。何かとすぐに不安に思ってしまう人は、確率で物事を見ることをおすすめします」

たとえば、飛行機事故を心配する人は少なくないが、アメリカの国家運輸安全委員会が発表した数字によると、飛行機に乗って死亡事故に遭遇する確率は0・0009%、これは自動車事故に遭う確率より圧倒的に低い。飛行機事故は、発生すると死亡する率が高く、また大規模事故として大々的に報道されるので「怖い」というイメージが植え付けられやすいからだろう。

「むやみやたらと心配して、不安になるよりも、確率で考えてみると、取り越し苦労が多いということがわかります。今はパソコンやスマホで簡単に情報を調べることができますから、不安になったら確率を調べてみましょう」

イメージで怖がらずに、確率的に大きいものから怖がり、対策をするのが、科学的な態度というものだ。

ちなみに、人生80年間毎年宝くじを買い続けて1等に当選する確率は、0・008%。飛行機事故よりは当たりやすいようだ。

47 合わないならSNSはやめたほうがいい

今、若い人たちの中でSNSを使っていない人はきわめて少数派だろう。

LINE、フェイスブック、インスタグラム、ツイッター……SNSはコミュニケーションのあり方を大きく変えた。

自分は一人ではない、友達とつながっている。

みんなで楽しいことを共有できるのがSNSのメリットと言えるが、一方でSNSが原因で心の安定を失う人が出てきているのもまた事実である。

「今、SNS依存症の人がとても増えているんですよ」

SNSへののめりこみ過ぎに警鐘を鳴らすのは、メンタルアドバイザーのKさんである。

「すぐにリアクションがないと不安になって、嫌われているんじゃないか、仲間はずれにされているんじゃないかと被害妄想を抱く人がたくさんいるんです。SNSに振り回されていると言っても過言ではありません」

SNSは即時性をもって情報を拡散させたり、また広く情報収集できるなど、使いようによっては非常に便利な情報ツールとなる。

しかし、そこに感情がからむとＳＮＳは私たちを縛る道具になってしまう。

「ＳＮＳに負担を感じている人は、機能を制限したり、コメントする友達は本当に仲の良い10人程度に絞るなど、少しＳＮＳから距離を置いたほうがいいです。いっそ潔く『ＳＮＳやめます』と宣言しても、案外波風は立たないもので、やめてみると、いかにＳＮＳに費やしていた時間が多かったか実感すると思いますよ」

ＳＮＳに振り回されて不安を募らせるより、思い切ってやめてしまうほうが、どれだけ快適な精神状態でいられるか。


ＳＮＳが自分の生活に本当に必要かどうか、考え直してもいいのかもしれない。

48 不安感は〝脱感作法〟で消えていく

人には得手不得手があり、不得手なものをやらなければいけないときは緊張するし、大きな不安を感じる。

下手なりになんとか乗り切ればいいが、緊張が激しいととんでもない大失態を演じてしまうことがある。

「私も経験ありますよ。私の場合は、部下の教育が苦手でした。自分では成果をあげられるのですが、チームとしての成果は目を覆うばかり。部下のレベルアップができず、本当にどうしたらいいのか頭を抱えていましたね」

そう言うのは、某一流企業で営業部長を務めるI氏。

しかし、今では精鋭の営業部隊を率いて大きな成果をあげている。

「行動科学の中に〝脱感作法〟というものがあるんですが、この脱感作法を取り入れてから、部下の営業スキルが目に見えて向上しました。今思えば、私は最初から部下に大きな成果を求めすぎていたんですね」

脱感作法とは、簡単に言えば、〝徐々に馴らしていく〟こと。

たとえばプレゼンで緊張する部下には、「まず資料整理をさせる→次にプレゼンの最中、しゃべる場面はないが前に立たせておく→アシスタントをさせる→プレゼン中に何度か参加者の顔を見渡させる→最後に「これで今回のプレゼンは終了です」という〆の言葉を言わせる→プレゼンの1パートをまかせる」というように、少しずつ難易度を上げて経験を積ませていく。

通常、指導者について少しずつ苦手な分野に慣れていくという方法をとるが、自分一人でもできる。やるべきことの10分の1をクリア目標にすることからはじめて、少しずつレベルアップしていくようにセルフプログラムを組んでいくといい。

大事なのは目標をクリアできたら、ごほうびを与えること。
目標達成するたびにほうびを与えて、
その行動に「快」を条件づけるのだ。

49 悪感情はその日のうちにリセットする

セルフトークとは、独り言や自己会話のことだが、そのうちの7割がネガティブワードだということをご存じだろうか？

「疲れた」「しんどい」「やってらんないよ」「もうダメ」……私たちは、自分でも気づかないうちに実に多くのネガティブワードを口にしている。

ネガティブワードばかり口にしていると、知らず知らずのうちに状況を悪い方向へ導くことになる。「疲れたぁ」を連発すれば、ますます疲れを意識することになり、「こんなことやってられっか」と口にすると、嫌だという感情がさらに増幅してしまう。

私たちは毎日、ネガティブなつぶやきでマイナスの感情を自ら育てているのである。

「そんなマイナスの感情はその日のうちにリセットしておきましょう。そのためにおすすめしたいのが日記です」精神科医のW先生は言う。

「でも、日記は三日坊主の代表でなかなか長続きしません。そこでおすすめなのが、手帳日記です。スケジュール管理する日付が入った手帳に、その日の出来事やどんなことを思ったかを記していくのです」

手帳だとスペースが小さいから、たいしたことは書けないが、それでもいいのだろうか？

「だから、いいんです。ほんの1、2行なら毎日書けるでしょ」

どんなことを書いたらいいのだろうか？

「その日どんなことを感じたかを書きましょう。嫌なことを言われて悲しかったとか、ほめられてうれしかったとか。あまり感情が動かなかった日は、誰々に会ったとか、何を食べたかでもかまいません。とにかく毎日書くこと。それがルールです」

日記をつけることで何が変わるのですか？

「まず、自分の感情を客観視することができます。感情をコントロールするためには、とても重要なことです。また、あとで見返してみて、ネガティブワードばかり並んでいると、もっと前向きに物事を捉えたほうがいいなとか、こんなことに不安を感じているのは独りよがりだったんだなとか、気づきの機会になります」


一度紙に落とすことによってマイナス感情が消化しやすくなる。手帳日記で1日のネガティブな感情にケリをつけて、新たな気持ちで次の日を迎えよう。

50 ほめられたら素直に喜ぼう

へそ曲がりというのは、どこにでもいるものだが、学生のM子さんは度を越している。「その服、かわいい～」と言われても、「どうせ嫌味でしょ」と思ってしまう。「M子ってさ、美人なのにどうして彼氏いないの？」と聞かれると、暗に性格が悪いことを指摘されたように感じてしまう。そして、自分はみんなに受け入れられていないのではないかといつも不安にかられている。

「**こういう人は、へそ曲がりというよりも、自己愛が歪んでいるんでしょうね**」

メンタルアドバイザーのU氏は言う。

自己愛とは、自分に向けられた愛情で、自分を肯定し認める意識のことである。人からほめられると、自己愛が満たされ、いい気分になるが、けなされたり否定されたりすると、自己愛は傷つき、感情は乱れる。

他人から評価を受けると満たされた気分になるのが普通だが、自己愛が歪んでいると、相手の言葉を素直に受け入れることができず、うがった見方をしてしまう。

当然ながら、自己愛は満たされないので、うれしい感情もわかず、心はますますネガティブに傾いていってしまうのだ。

「このような自己愛が歪んでいる人もそうですけど、日本人は謙虚が美徳と教育されているので、人からほめられてもあまりおおっぴらに喜びません。『いや、私などまだまだです』と謙遜するか、『こんな私を認めていただき恐縮です』と慎ましやかに感謝の気持ちを伝える程度でしょう」

たしかに、あまりはしゃぐと周りから白い目で見られるような気がする。

「でも、〝心を整える〟という観点から見ると、人からの評価はもう少し素直に喜びを表現してもいいように思います。素直に喜べば、自己愛がたっぷり満たされ、肯定的な感情が心に広がっていきます。人からの評価を実感し、肯定的な感情があふれる機会がたくさんあれば、気持ちは前向きになりますし、不安を感じることもないでしょう」

人からのほめ言葉は素直に受け取ったほうがいい。
喜ぶのが恥ずかしい奥ゆかしい人なら、
ニッコリ笑って「ありがとうございます」。
これで、いいのだ！

51 嫉妬は具体的に分析する

「あいつの仕事はラクだから結果を出せるんだ」

「能力もないくせに上に取り入っているから、いい取引先の担当にしてもらえるんだ」

「ちょっと運がいいだけじゃないか」

好調の同僚に対して、こんなことを思ったことはないだろうか？

今はあいつのほうがいい環境にいるから業績をあげているだけで、自分だって同じ環境ならあのくらいの成績があげられる――。

仕事には、こんな妬《ねた》みや嫉《そね》みがつきものである。

程度の差こそあれ、誰でも一度はこんな感情を持ったことがあるにちがいないが、これが行き過ぎると心の中に不安が生じてくる。

「もうこのまま自分は浮かび上がれないのではないか」

「上司に嫌われて、ずっと出世できないのではないか」

「オレには一生、幸運の風は吹いてこないのではないか」

嫉妬がコンプレックスに変わり、将来に対して不安を感じるようになったり、自分の能力に限界を感じ、絶望的な気分になることもある。国際経験豊富なアスリートT氏は、このようなコンプレックスや嫉妬を放置しておいてはいけないと言う。

「アスリートの世界では、コンプレックスや嫉妬を持つようになると、十分なパフォーマンスを発揮できなくなります。なぜなら、コンプレックスや嫉妬の根本にあるのは、自分に対する自信のなさ。自信を持てないまま競技を行っても、結果は目に見えているからです」

だが、アスリートの世界は、強烈なライバル意識と嫉妬が渦巻いているのでは？

「そうであるからこそ、コンプレックスや嫉妬を放置したりはしません。相手のほうが格上だと思うのなら、自分と比べて何が勝っているのか、自分との差はどこにあるのか分析します。そして、自分に足りない部分を補うためにはどうすればいいかを真剣に考えるんです」

ただ、「かなわない」「なんてついてないんだ」と嘆くのではなく、自分と相手との差を冷静に分析すれば、自分に何が足りないかが見えてくる。克服すべき課題を見つけ、成長のジャンプ台にしよう。

52 共感力を鍛える

厳しい戦いを繰り広げるスポーツの世界で活躍するには、ライバルの存在が必要不可欠である。あいつには負けたくないという強い思いが、成長をうながすのだ。

だが、「とくにチームスポーツでは、ライバルに対する強烈な対抗意識だけでは自分を成長させていくことはできません」とメンタルトレーナーのO氏は言う。

たとえば、同じチームのライバルがレギュラーを獲得し、自分は控えに回されたとき、相手に祝福の言葉を贈ることができるだろうか？　実力伯仲した大会で、ライバルチームに敗れて優勝を逃したとき、相手をたたえることができるだろうか？

「素直に相手の成功を喜べないのは、セルフコントロールができていないということです。どんな競技でもそうですが、実力をフルに発揮するには平常心であることが必要です。メンタルが乱れると、普段できていることもできなくなってしまいます」

ライバルに負けた悔しさが発奮材料となる場合もあるが、O氏によれば、そこから飛躍を遂げる人は、嫉妬や敵視というステージを超えていくという。

「はじめはライバルに嫉妬したり、敵視したりするのは避けられません。でも、そこから成長する人は、嫉妬や敵視が心の乱れにつながることに気づくんです。そして、平常心を失った心では、自分の最高のパフォーマンスを発揮できないことを痛感します」

セルフコントロールができるようになると、ライバルへの敵視や嫉妬といった感情は消えていく。目指すべきは自分の成長で、他人との勝ち負けが成長につながるわけではないことに気づくからだ。そして、成果をあげた相手を素直に喜ぶ「共感力」が身についてくるという。

「より大きな視点で物事を捉えられるようになった証ですね。強いチームの共感力は高い。みな自分の役割を理解し、協力して目標に向かう体制ができるからです」

あなたは、同僚の昇進を心から祝うことができるだろうか？　嫉妬、不安をおぼえてしまうなら、同僚個人ではなく、同僚があげた成果に目を向けてみよう。成果に対してなら素直に拍手を贈ることができるのではないか。

心から「おめでとう」を言えるようになったとき、あなたはもう一つ上のステージに踏み出すことができる。

一度本音を吐いてしまえば、人間案外肝が据わる。

山本周五郎

6

心の疲れを解消するメンタルリフレッシュの秘訣

53

「今日も1日いい日だった」

常にイキイキと前向きな心を保つには、たまった疲れを癒し、リフレッシュすることが大切だ。そこで重要となってくるのが睡眠。快眠が健康の基本であるように、心の休養も十分な睡眠をとることからはじまる。

良質な睡眠とは、自律神経のバランスがとれ、深い眠りに入ることができる睡眠をいう。質のいい睡眠をとることによって、体も心も疲れを癒し、明日への英気を養うことができるのだ。では、質のいい睡眠をとるには、どうすればいいのだろうか?

「ストレスを抱えていると、布団に入ってから、あれこれ考えてしまいますが、よい睡眠にとってはこれが大敵。横になったらあれこれ考えず、『今日も1日いい日だった。ありがとう』とひとこと口にして目を閉じましょう。簡単なことですが、驚くほど安らかに眠ることができますよ」メンタルアドバイザーのT氏は言う。

脳はいいことを連想すると、満足中枢が刺激され、ドーパミンが分泌されやすくなる。「満足ホルモン」と呼ばれるドーパミンが分泌されれば、ゆったりといい気持ちで眠りにつくことができるのだ。だが、いい日ばかりとは限らない。嫌なことがたくさんあり、精神的にまいっている日もあるだろう。そんなときに、「今日も1日いい日だった。ありがとう」などとつぶやいて効果があるのだろうか？

「むしろ、そういう日こそ、心を込めてつぶやいてください。嫌なことがあったということは、何かミスをしたか、人に嫌なことを言われたかしたのでしょう。それでへこむ気持ちはわかりますが、ちょっと考えてみてください。ミスをしたということは、あなたに気持ちの油断があったか、まだスキルレベルが低いということです。また、嫌なことを言われたのは、自分では気づかない欠点を指摘されたのかもしれません。そう考えると、嫌なことも自分の至らないことに気づく機会であったといえます」

それは長い目で見ると、自分の成長につながる〝気づき〟か。それなら、やはり1日に感謝すべきだろう。気づかせてくれたことへの感謝、成長の階段を一歩昇らせてくれたことへの感謝である。

どんなことも自分を成長させてくれる肥やしになると考えることができれば、その日は価値ある1日になる。1日に感謝を込めて眠りにつくことを心がけよう。

54 自分にねぎらいの言葉をかける

志の高い真面目な努力家ほど注意していただきたいのが、燃え尽き症候群だ。

完璧を目指し過ぎて、あれがダメだ、これがダメだとやっていたら、なかなか仕事が進まない。

メンタルアドバイザーのK氏によると、真面目な人ほど心を消耗させやすいという。

真面目な人は理想が高く、自分の思い描く理想に近づけないと自分を責める傾向にある。

他の人から見ると、まずまずよくやっていると思うことでも、自分で納得がいかないと「ここがダメだ」「全然できていない」と不満を募らせ、心を疲弊させていくというのだ。

「そういう人には、もうちょっと手を抜けとアドバイスします。小説家や画家といった芸術の分野ではさまざまな葛藤が作品を生み出す土壌になりますから、手を抜けというのが正しいアドバイスかどうかわかりませんが、一般的に言えば、真面目さに追い詰められるのは危険だと思います」

真面目な完璧主義が悪いというわけではない。よりよいもの、レベルの高いところを目指すのは評価されるべきことだ。

しかし、それがうまくいかないとき、「3分の1しかできなかった」「まだまだダメだ」と考えるのは、心のエネルギーを消耗させてしまう。「3分の1しかできなかった」ではなく「3分の1もよくやったじゃないか」、「まだまだダメだ」ではなく「まだ完全ではないけど、ここまでがんばった」と思うようにする。

完璧主義者は最高の結果が出なければ満足できないが、結果は結果として、途中経過までの成果を自分のがんばりと認めたほうがいい。

「ほんの少し見方を変えれば、マイナスに見えていたこともプラスに転化できます。そうやって、自分を認めてあげれば心を疲労やダメージから守ることができます。私の経験上、疲弊した心でやるより、溌剌《はつらつ》とした心でやるほうがいい結果が出ると思いますよ」


まだ満足のいく成果が出ていなくても、「よくがんばったな」と自分をねぎらい認めてあげることができれば、明日もまたがんばることができる。

55

3時間睡眠でもすっきり目覚める方法!?

いい睡眠をとることが心の休養になるなら、いい目覚めをすることは心をリフレッシュしてくれる。朝の目覚めが快適なら、活気に満ちた1日を送ることができる。

しかし、多忙な毎日を送るビジネスマンは、なかなかまとまった睡眠時間を確保できないのが現実だろう。なかには、毎日3、4時間しか睡眠時間をとれない人もいる。

睡眠不足は、頭の活性を下げ、憂鬱な気分を引きずりやすくする。精神的な疲労も蓄積し、積極的に新しいことにチャレンジしようという気力も生まれない。

そういう人たちのために、メンタルアドバイザーのS氏がアドバイスしてくれた。

「3時間しか睡眠時間をとれない人に、8時間寝るように言うのは現実的ではありません。ですから、3時間しか寝られなくても、すっきり目覚められればいいのです。睡眠不足だと感じないほど爽やかに目覚めることができれば、心をイキイキと保つことができます」

そう言って、S氏が紹介してくれたのは、目覚めたときに、「ああ、よく寝た」とつぶやくというものだ。そんな簡単なことで、本当に目覚めすっきりになるのだろうか?

「眠くてしかたがないのに、よく寝たなんて思えないかもしれません。それでも、よく寝たとつぶやいてください。脳は思い込みに左右されやすく、睡眠不足でも『よく寝た』と思い込めば、体にそういうシグナルを送ります。そうすると、疲労を感じることなく、体に活気がみなぎってくるのです」

逆に、「寝不足だ。なんかつらいなぁ」と思うと、ますます疲労を意識して体が重く感じるという。疲労感に過剰反応した脳が、働くことをセーブしようとするからだ。

要は、脳がどう思うか次第。

本当によく寝たと思い込むことができれば、脳は体中を活性化し、疲労感を最小限に抑えることができるが、寝不足をことさら意識してしまうと、疲労感はさらに増幅され、体も心も重くなってしまうのである。

56 2回伸びの習慣で朝から元気

よく寝たとつぶやくのに加えて、もう一つ試してほしい動作があるという。

「目が覚めたら、寝たまま大きく伸びをしてみてください。大きく息を吸いながら伸び、伸びを解くときに吐き出します。伸びをすると、筋肉のストレッチ効果で全身の血流がよくなり、一気に目が覚めます。それでもまだ眠かったら、あと1、2回伸びをしてみてください。そして、『よく寝た』とつぶやくのです。そうすれば完全に眠気も吹き飛んでしまうはずです」

おお、これならすぐにできそうだ。朝、どうやって目覚めるかはとても重要だ。快適に目覚めることができれば、気分は爽快。その日1日気持ちよく過ごすことができるだろう。

「そのためにも、ぜひ伸びを加えてください。寝ているときはあまり体を動かしませんから、筋肉は委縮して固まっています。それを一気に伸ばすと気持ちいいものです。つまり、朝一から脳に快の刺激を送るわけです。そこで『よく寝た』と追い打ちをかければ、脳は快眠だったと思い込みやすいんですよ」

朝の伸びは、無意識に多くの人がやっているが、それを意識的に習慣化していくわけである。伸びが朝の習慣になれば、心地よさが条件付けされて、伸びをするだけで脳はいい気分であると判断するだろう。いい気分であると感じれば、満足中枢が刺激され、ドーパミンが分泌される。ドーパミンが分泌されれば、疲労感は一掃され、元気がみなぎってくる。感情もポジティブな方向を向いていくはずだ。

「ただし」とS氏は最後に付け加えた。

「最近になって、睡眠不足が寿命を縮めるという研究報告も出てきています。本来、十分睡眠をとって、しっかり疲労を取ることが一番いいのは当たり前の話です。ですが、自分に負荷をかけなければいけないときもあるでしょう。そういうときの一時避難的なテクニックだと思ってください。疲れているときに、疲れていると思うのは、余計ダメージを大きくするだけですから」

できる人ほど、睡眠時間を確保している。
快適に目覚めることができるからといって、
いたずらに睡眠時間を削るのはやめておいたほうがよさそうだ。

57 鏡に向かって笑いかける

大河ドラマにも出演経験のある女優Yさんは、朝の過ごし方に人一倍気を使っている。彼女が毎朝欠かさずに行っているのは、鏡に向かってニッコリ笑顔をつくること。

「起きたら、必ず鏡に向かいます。そして、鏡の中の自分自身に向かってニッコリと微笑みかけるの」

そう言って、Yさんは魅力的な笑顔を見せる。

だが、調子のいい朝ばかりではないだろう。前夜、飲み過ぎることもあるだろうし、撮影が佳境に入っていればナーバスになって眠れないときもあるにちがいない。

いつもいつもとびきりの笑顔というわけにはいかないのではないか。

「そうね、ひどい顔をしているときもあるわね。そういうときは、顔を洗ってシャキッとさせてから、もう一度笑顔をつくります。自分で納得するまで、何度もやり直すこともあります。でも、どんなにひどい顔をしていても、何度もやっていれば、なかなかの笑顔になるものなの。そういうときは、『私もまだまだイケてるわね』なんて思って楽しくなっちゃう」

脳科学者のS先生は、Yさんの朝の儀式は理にかなっていると評価する。

「人に笑顔を見せられたら、いい気持ちになりませんか？　逆に相手が不機嫌だったら、こちらも不機嫌になってしまうでしょう？　笑顔というのは陽の行動の中でも、相手に対して敵意のないことを示し、関係性を近づけたいという強いメッセージが含まれています。つまり、笑顔を見せられると、相手も警戒心を解いて笑顔になりやすいのです。そして、笑顔になると脳内ではドーパミンが放出されます。ドーパミンは幸せホルモンと言われているように、自信がみなぎり、なんでもできそうな気分になります」

朝の笑顔がそれほど効果的なら、私たちもマネしてみよう。

朝、洗顔時にしっかりと鏡の中の自分と向き合う。

眠そうな目をしていようが、沈んだ表情をしていようが、とにかく自分を見る。

そして鏡の中の自分にニッコリと微笑みかける。

毎日、鏡に向かって笑いかけ、自然な笑顔が出るようになれば、憂鬱な朝を過ごしていた人も、見違えるほど元気溌剌《はつらつ》になっているはずだ。

58 ネガティブパワーを出す人から離れる

いつも明るく元気な人のそばにいると、その人の陽気な雰囲気に引っ張られて、こちらまでなんだか楽しくなってしまうことはないだろうか？　逆もまた真なりで、憂鬱な人のそばにいると、こちらまで気分が滅入ってくる。そう、感情は伝染しやすいのである。

「人から受ける影響というのは、思った以上に大きいものですよ」

企業でモチベーション・マネジメントの研修を行っているコンサルタントのM氏は言う。

M氏が調べたところによると、仕事で成果をあげている人は明るく前向きな友人が多く、なかなか成果をあげられない人は、ネガティブな考え方を持つグループに属していることが多いという。もし、仕事に対するモチベーションが高まらず、これといって特筆すべき結果を残せないと悩んでいるなら、それはあなたのいる環境に問題があるのかもしれない。

「類は友を呼ぶで、人は同じような傾向の人と群れる傾向にあります。ネガティブな人にはネガティブな人が寄って来て、ネガティブなパワーがますます増幅されていくんです。逆に、ポジティブな人の周りには同じようにポジティブな人たちが集まりますから、刺激しあって一層前向きな気持ちになっていきます。あなたがネガティブなグループにいるとしたら、まずはそこから離れることです。そこにいると、相乗作用でどんどんネガティブな考え方が浸透して、運もつかなくなってしまいますよ」

仕事帰りの居酒屋で会社や仕事の愚痴、上司や同僚の悪口で盛り上がっているようなら、ネガティブパワーをたっぷり充填されている。あるいは、テレビを見て「人気があるのも今のうちだろ。飽きられたら、すぐに転落だぜ」と毒づいている人もネガティブパワーに侵されている。

「前向きな心を保つにはポジティブなエネルギーを補給することも大切ですが、ネガティブなエネルギーを増やさないことも重要。そのためには、ネガティブパワーを発散する人とは距離を置いたほうがいい」

知らず知らずのうちに感染しているネガティブパワー。実はそれが自らの体内で不安や不満、猜疑心など心の安定を脅かすものたちのエサになっているのである。

ネガティブパワーをなるべく増やさないように、つきあう人間を見直してみることも必要だろう。

59 神様の力を借りる

経営コンサルタントのA氏は、全国を飛び回る超多忙な毎日を過ごしている。エネルギッシュで行動的なA氏の姿からは、疲労などみじんも感じられない。

その秘密を聞いてみると、「神様にある」という。彼はちょっとヒマができると、各地の神社仏閣を訪ねてまわるそうだ。経営者には信心深い人が多いと聞くが、A氏も神頼みしているのだろうか？

「いいえ、信仰心はあまりありません。神社仏閣にお参りするとすがすがしい気持ちになるのが好きなんです」

心理学者のU先生は、神社仏閣めぐりはマインドリフレッシュに大変有効だと指摘する。

「神社やお寺をお参りすると、敬虔な気持ちになりますよね。大木に囲まれた参道を歩き、本殿を参拝すると、不思議と深い満足感を感じる人が多いはずです」

U先生によれば、お寺や神社で手を合わせると自然に心から雑念が追い出され、無に近い状態になるという。無の状態はドーパミンが分泌されやすく、深い満足感が得られる。

心身ともにリフレッシュできるのだ。

「そんな効果があるとは知りませんでした。では、私が元気なのはやはり神様・仏様のおかげですね。それでは、せっかくなので私のお参りの仕方をご紹介しましょうか」

お寺や神社にお参りと言えば、「健康でいられますように」「志望校に受かりますように」「彼女（彼氏）ができますように」「商売繁盛しますように」だが……。

「みなさん、現世利益を求めてお祈りしますよね。でも、本来お参りはそういうものじゃないんですよ。今年1年健康に過ごせてありがとうございました、希望する大学に合格できてありがとうございますというように、神様・仏様に感謝の気持ちを示すものなんです。だから私も、こうやってまた元気にお参りできました。ありがとうございますとお祈りしているんです」

お願いのお祈りと感謝のお祈り、どちらのほうがリフレッシュ効果が高いかは言うまでもないだろう。感謝のお祈りで、深い満足感を得よう。

60 自然からエネルギーをもらう

登山やピクニック、野山の散策……心身のリフレッシュのために自然の中に身を置くという人は多い。

実際、自然に囲まれた場所を歩いてみると、とても新鮮な気持ちになる。

鮮やかな緑、頭上を覆う木々の葉を揺らすサラサラとした音、ところどころにさす木漏れ日、靴をはいていても感じられる土の感触、見晴らし台からのぞむ絶景……自然に触れ合うことで、心が癒され、気持ちがリフレッシュされるのを実感できる。

なぜ、人は自然に身を置くとリフレッシュできるのか？

「それはf分の1ゆらぎが関係していると言われています」

そう言うのは、セラピストのU氏だ。f分の1ゆらぎとは、自然界にある実測できない不規則なゆらぎのことをいい、それが人にとって心地よいやすらぎのリズムになるという。

「たとえば、小川のせせらぎの音を聞くと、心が落ち着きませんか？　小鳥のさえずりに癒されませんか？　これらの音にもf分の1ゆらぎが入っています。f分の1ゆらぎを持

つものは、人の心を落ち着かせ、ゆったりとした気分にさせてくれるんです」

f分の1ゆらぎについてはまだわからないことも多いが、扇風機やヒーリングミュージックなど、f分の1の心地よさを利用した製品も数多く出されている。

山歩きを趣味としている高齢者たちは、みな元気いっぱいだ。

1日歩きどおしでもケロリとしている人がたくさんいる。彼らがこれほど元気なのも、自然から癒しのエネルギーをもらっていることと無関係ではないだろう。

本格的に登山や山歩きはできないとしても、自然のパワーをもらうことは普段の日常でもできる。たとえば、近所に緑豊かな公園や庭園があるなら、休日に出かけていって芝生に寝転んでみるだけでもいい。草と土の香りが忘れていた自然を思い出させてくれるだろう。また、きれいな並木道を歩くだけでも癒しの効果があるという。春なら桜並木、秋なら銀杏並木の下を歩くと、癒しと同時に風流な気分も味わえる。


自然の中でのんびりくつろいだ時間を過ごす。日常の中に自然を意識して取り入れれば、疲れを忘れ、気力が充実してくるのを実感できるだろう。

61 心の管理がうまい人は散歩好き？

「メンタルリフレッシュするなら散歩が一番でしょう」

そう断言するのは、ＩＴ系ベンチャーを立ち上げたR氏である。

彼はアップルコンピュータの創業者である故スティーブ・ジョブズの信奉者で、その散歩好きもジョブズが好んだ習慣からきている。

「ジョブズの散歩好きは有名で、アイデアを練ったり、気分転換したいときは、いつも歩いていたんですよ。彼は会議も机を囲んでするのを好まず、しばしば散歩しながら行ったといいます」

このエピソードは有名で、シリコンバレーのテクノロジー系エリートの間では、歩きながら会議をするのが流行になったと言われている。

「散歩を好んだ有名人はたくさんいますよ。たとえば、ベートーヴェン。彼はよく森の中を散策して曲の構想を練ったそうです。交響曲第6番『田園』はまさに森の中の散策から生まれたといいます」

その他、『オリバー・ツイスト』や『クリスマス・キャロル』で知られる大作家チャールズ・ディケンズや、進化論で有名なダーウィンも散歩の信奉者で、考え事をするときにはいつも歩きまわっていたらしい。

日本では京都の熊野若王子神社前から銀閣寺までつづく「哲学の道」は、哲学者・西田幾多郎が散策していたことで知られているし、『ブラタモリ』のタモリさんもかなりの散歩好きだと言われている。

「数々の心理実験によって、散歩がクリエイティブな能力を高めることが証明されています。デスクに座ってものを考えるよりも、そこらじゅうを歩き回って考えたほうがいいアイデアが浮かぶんです」

健康面でも散歩の効用はよく知られる。毎日30分散歩することで、心臓病やガン、ボケのリスクが劇的に減ることがわかっている。散歩は自由度の高い運動なので、習慣にもしやすい。

R氏はとてもエネルギッシュで情熱的だ。
これも散歩のメンタルリフレッシュ効果かもしれない。

絶えずあなたを何者かに変えようとする世界の中で、
自分らしくあり続けること。
それは最高の偉業である。

ラルフ・ワルド・エマーソン
Ralph Waldo Emerson

7

毎日を
充実させる
ための
ちょっとした
習慣

62

食事で心にもエネルギーチャージする

心の健康を保つには、毎日の過ごし方がとても大事になる。

日々の習慣ひとつで、心はエネルギーに満ち溢れることもあれば、力なくしぼんでしまうこともあるのだ。


毎日の習慣の中で、忘れてはならないのが食事。

みなさんは、どのように食事をとっているだろうか。

最近は、ダイエットやメタボ改善などの影響で、「炭水化物や脂肪は極力控える」「摂取カロリーに気をつける」といったように、何を食べて何を食べないということに主眼が置かれているように見える。

しかし、メンタルセラピストのC氏は、「何を食べて、何を控えるということも重要ですが、どのように食べるかということにも気を使ってほしい」と述べている。

食事は栄養補給の場であると同時に、精神的な満足感を得る場でもある。家族全員がそろい、楽しく談笑しながら料理に舌鼓を打つ。そんな食事は空腹を満たし、疲れも吹き飛ばしてくれる。しかし、忙しい現代では、なかなか家族そろって食事をとるというのは現実的にむずかしい。

「そんなときにやっていただきたいのが、おいしそう、おいしい、おいしかったという3つのときめきを感じることです」

料理を前にして「おいしそう」と胸をときめかせ、実際に味わって「おいしい」と感じながら十分に堪能する。そして、食べ終わった後は「おいしかった」と満足感にひたる。たったこれだけのことで、体にいいホルモンが分泌されやすくなり、最終的に満足ホルモンであるドーパミンが脳を満たし、精神的な満足を感じることができるという。

「空腹を満たす満足感、楽しく食事をする満足感……本来、食事は心に満足という栄養を与える絶好の機会です。でも、あわただしい現代では食事を楽しむ満足をなかなか得られない。でも、おいしそう、おいしい、おいしかったを習慣にすれば、食事を楽しむ満足を補うことができるんです」

おいしそう、おいしい、おいしかった……
こんなカンタンなことで心に元気を与えられるなら、
やってみない手はない。

63 仕事脳を高める「できる3段活用」

「おいしそう、おいしい、おいしかった」の3段活用は、仕事にも応用できるとメンタルセラピストのC氏は教えてくれた。

「仕事脳がもっとも活性化するのは、どういうときだかわかりますか？」

どういうときだろう？

「それは、その仕事にやりがいを感じ、達成感が得られたときです。でも、仕事というものは必ずしもやりたいことができるわけではありません」

たしかにその通りだ。好きなことや得意なことばかりなら仕事は楽しくてしょうがないだろうが、実際には苦手なことや面倒なことをやる機会のほうが圧倒的に多い。

そういうときは、「やりたくないな」「つまらないな」という気持ちになる。

心がネガティブになると、脳の働きは鈍くなり、集中力が保てなくなる。苦手なものを前にすると、仕事がはかどらないのは、こうした仕組みからだ。

「そこで、先ほどの3段活用を応用するんです」

食事の際は、「おいしそう、おいしい、おいしかった」の3段活用だが、仕事では「できそう、できる、できた」の3段活用である。

苦手な仕事やつまらないと感じる仕事は「やりたくないな」という意識が働くが、そこで「この程度の仕事なら、自分にもできそう」と思ってみる。そうすると、少しは期待感が出てきて、苦手な仕事もなんとかこなせるようになる。

なんとかこなせるようになると、「できる」という手ごたえを感じる。手ごたえを感じると、好奇心や興味が湧いてきて、仕事に集中できるようになる。集中して仕事に取り組めば、嫌な仕事も仕上げることができ、「できた」という達成感を感じるようになる。

この達成感を得るのが非常に重要で、「できた」という達成感をいくつも経験すると、はじめは嫌だ、つまらないと思っていた仕事も楽しく感じられるようになるのだ。

「できそう、できる、できた」の3段活用を習慣化すれば、間違いなく仕事脳は活性化される。つまり、あなたの仕事の能力も確実にレベルアップするということだ。

64

マイナス思考撃退メソッド

新入社員のA君は、先輩のD氏を尊敬のまなざしで仰ぎ見ている。

D氏は常に前向きで、少しぐらい失敗しても、怒られても、まったくめげない。運の悪いことがあっても、「これだけで済んで、むしろラッキーだった」と幸運に変えてしまうほど、そのプラス思考は徹底されていたからだ。

「先輩はどうしてそんなにプラス思考なんですか?」A君は聞いてみた。

「そんなの簡単さ。ネガティブに考えても、何も得することがないからだよ。何事もプラスに考えていたほうが、楽しいだろ」

「でも、人間ですから、落ち込むこともあるでしょう。ぼくは我ながら気にしいで落ち込みやすい性格なのでとてもできそうにありません」A君がそう言うと、D氏はひとこと「できるさ」と答え、上着のポケットから小さな物体を取り出して見せた。サイコロだ。

「〝ダイスメソッド〟と呼ばれる心理学のマイナス思考撃退法だよ」

あらかじめ〈このサイコロはマイナス思考に気づかせてくれる道具だ〉とイメージして

おいて、弱気になったり、うまくいかないイメージが頭に浮かぶたびに、ポケットのサイコロに触れる。初めのうちは何回もサイコロを触《さわ》ることになり、いかに自分がネガティブなことばかり考えているか驚くという。

ダイスメソッドの目的はそこにある。自分がいかに何度もマイナス思考になっているかに気づくことが重要なのだ。

「実は、何度もマイナス思考に振れてしまうということを認識するだけで、マイナス思考は大幅に減っていくんだよ。どんなときにマイナス思考になるかもわかってくるからね。」

弱気や落ち込みに悩んでいるなら、ダイスメソッドを試してみよう。触るだけで、ネガティブな連想を撃退できるようになる。

65 ○○な人は幸運を見つけるのがうまい！

いつも元気でエネルギッシュな人を見て、「あの人はいいよなあ。いつも、いいことがあって。それにひきかえ自分はなんて運がないんだろう」なんて思っていないだろうか？

たぶん、それは大きな思い違いだ。心理学者のW先生は言う。

「元気でエネルギーに満ち溢れている人は、ラッキーだからいいことがあるのではない。毎日の生活の中で、幸運を見つけ出すのがうまいのです。逆に、『自分には運がない』と思っている人は、生活の中にある小さな幸運に気づかないので、いつも疲労を感じてどんどん覇気がなくなっている。毎日の生活の中のものの見方や感じ方が違うだけなんです」

生活の中で小さな幸運を見つけるとはどういうことだろうか？

「どんなことでもいいんですよ。たとえば、明日予定していた仕事が今日に前倒しになったとします。幸運を見つけるのがうまい人は、『今日忙しくなっちゃうけど、明日は時間があくな。じゃあ、定時に退社して友達と飲みに行けるぞ。ラッキー』と考えます。でも、ついていないと思う人は、『なんで明日の仕事が今日になっちゃうんだよ。これで帰りは真夜中決定。はぁ〜、ついていないな』と考えるんです」

幸運を見つけるのがうまい人は、ラッキーを感じることで心に満足感を得る。この満足感の蓄積が元気の素になる。

一方、ついてないと感じる人は、満足感ではなく不満を心に積もらせる。不満が積もっていくと、元気はどんどん萎んでいき、やる気やいろいろなことに目を向ける余裕も失われていく。その結果、ますます小さな幸運に気がつかないという負のスパイラルに入ってしまうのである。

自分はついていないと思う人は、どんなこと——たとえそれがよくないことだとしても——「いい経験をした」と思うようにしてみよう。

いい経験だったと自分を納得させるために、どこかにいいところ、自分にとってのメリットを探すようになるだろう。その結果、何か一つでもいいことが見つかれば、「あ、こんな見方もできるんだ」と気づきを得る。

あとはそれを積み重ねていけば、どんなことにも小さな幸運を見つけられる元気でエネルギッシュな人に変わっていくはずだ。

66

“ムダ時間”で心を管理する

あるアニメ監督は、アイデアを練るときにしばしば趣味のプラモデル作りに没頭するという。

「机に向かってウンウンうなっているんだけど何も出てこないから、すぐに好きなプラモデルに手を出しちゃう。プラモ作っているときは、プラモだけに集中しているはずなんだけど、仕事のアイデアが浮かんでくることはよくある。ちょっとしたストーリーを思いついて、パパッとメモに走り書きして、またプラモづくりに没頭する」

「私の場合は、煮詰まったら何かをやるというよりも、毎日昼寝をします」と言うのは、ITベンチャーの若き創業社長だ。

「午後の30分間、毎日どこかで昼寝をします。リクライニングになるビジネスチェアを倒してうたた寝をするんです。その時間は、1日の中で完全に一人きりになれる唯一の時間。仕事のプランも昼寝のときに思いつくことが多い。ボーッとした時間がいいのかな」

いずれの達人たちも、仕事を離れたスキマ時間にいいアイデアを思いつくことが多いという。何か理由があるのか、脳科学者のS先生に聞いてみた。

「脳波の研究で、アルファ波が優勢のときにアイデアやひらめきが生まれやすいことがわかっています。アルファ波はリラックスと集中の脳波と言われ、くつろいだ状態で何かに集中しているときに優勢になります。おそらく達人たちは、散歩やプラモ作りや昼寝というリラックスできる時間にアルファ波を出しているんじゃないでしょうか」

なるほど、効率という観点から見ると、散歩やプラモ作りや昼寝はムダ時間ということになるが、そのムダ時間が実は彼らにとってのゴールデンタイムになっていたわけだ。

これなら私たちにもマネできそうだ。毎日の生活に自分がリラックスできるとっておきの時間をつくる。そこで好きなことに没頭すれば、仕事に役立つアイデアやひらめきを得ることができるかもしれない。

超一流はリラックスと集中のバランスを保つことを習慣化している。これが〝心を整える〟要だ。

67 入浴で心も体と一緒に洗ってしまおう

日本人は大のお風呂好きだ。各地の温泉郷は人でにぎわい、街中のスーパー銭湯も大繁盛している。風呂は疲労回復とリラックスに最適、風呂に入れば浮世の悩みもみんな吹き飛んでしまう。そう信じられている風呂の効用に水を差すつもりはないが、実はこんな実験結果がある。サウナが大好きでよく利用している人たちと、サウナが嫌いな人たちにサウナに入ってもらい、入浴前と入浴後の血液を比較した。

すると、サウナ好きの人たちは血中のNK（ナチュラルキラー）細胞の活性度が、入浴前より3～4割アップしていた。10分ほどサウナに入るだけで、これほど活性度が上がるというのは驚くべき結果である。

一方、サウナ嫌いの人たちのNK細胞の活性度は入浴前と変わらないか、むしろ下がっている人もいた。

どうしてこれほど違いが出るのだろうか？　K医大のS教授に聞いてみた。

「心と体は連動していると言われますが、メンタルの状態が体に影響を与えるということ

です。サウナ好きの人たちは、サウナは疲労回復に役立ち健康にいいと本気で信じていま
す。そうすると、サウナで汗を流すことが快感になる。脳内にはドーパミンがあふれ、そ
れが疲労回復やNK細胞の活性化につながったと思われます」

では、サウナ嫌いの人たちにはそのメカニズムが働かなかった？

「そういうことになりますね。サウナ嫌いの人たちにとっては、高温のサウナに5分も10分も入っているのは苦痛でしかなかったでしょう。当然、気持ちいいとも思わないからドーパミンも出ない。かえってストレスを募らせるだけなので疲労回復にもならないし、NK細胞の活性化も起こらないというわけです」

この結果から、効果的な入浴のしかたが見えてくる。

風呂に入るときは、心から「気持ちいい」「疲れがとれる」と思い込んだほうがいい。温泉の効能や遠赤外線効果もすべて信じ込んで、「リラックスできる」と満足感に浸ることが重要なのである。

「ああ、いい湯だった」と心の底から思えば、体の疲労も心のストレスもきれいさっぱり洗い流されていくのだ。

68

大きな文字には大きな自信が宿る

神社にお参りに行くと、願掛けの絵馬を目にすることがある。

「絶対合格」「快癒祈願」「今年こそ彼ができますように」「お金持ちになりたい」……さまざまな願いが絵馬に託され、棚に吊るされている。

それらを見ていると、「あ、この人はうまくいきそうだな」とか「この人は大丈夫かなあ」と思うことはないだろうか？

たとえば、絵馬全体に大きな字で「今年は絶対合格してやるぞ！」と書かれていたら、「うん、この人はやってくれそうだ」と思えてくるし、隅のほうに小さな字で「彼女がほしいです」と書かれていたら、「もうちょっとがんばったほうがいいんじゃないかな」と心配になってくる。

文字の大きさでこんなことを判断するのは、早計なことだろうか。

「いや、案外当たっているかもしれませんよ」

筆跡鑑定人も務める書道家のM先生は言う。

「絵馬の願掛けは神頼みという形を通した自己暗示といえます。神様にお願いしたから大丈夫だと自分に思い込ませるわけですね。そう考えると、字の大きさや力強さは、どれだけ自己暗示を強くかけられるかに影響を与えると思いますよ」

一般的に、大きな字を書く人は心に余裕があり、外交的な性格であることが多く、小さな字を書く人は不安や緊張が強く、内向的な性格であることが多いと言われている。

「字を書くことで性格も変わるんですよ。小さな字を書いていた人に、もっと大きく堂々と書くように指導すると、いつもビクビクしていたような人がだんだん自信に満ち溢れて堂々としてくるんです。大きな字を書くことで、自分はもっとやれるぞ、できるんだぞと自己暗示にかかるんでしょうね」

小さい字を書いていると、心のキャパシティもこじんまりしてくる。もっと大きく字を書くクセをつけてみよう。

大きく書くことに違和感がなくなれば、心に余裕が生まれ、今より自信もついてくるはずだ。

69 1日5分のなんちゃって瞑想法

体の疲れや心のストレスを吹き飛ばし、心おだやかに明日への英気を養う。それができれば、日々の生活はより充実し、元気に毎日を過ごせるはずだ。心に余裕が生まれれば、仕事にもいい影響を与えるにちがいない。

最後に、瞑想法をご紹介しよう。

瞑想法は古代インドのヒンドゥー教や仏教をはじめ、さまざまな宗教で悟りや神に近づく方法として伝えられてきた。最近では、精神疾患の治療や心や体をケアする一種の健康法として広く普及している。

ヨガインストラクターのC女史に聞いてみよう。

「瞑想はインド発祥と言われていますが、最近では日本の禅の瞑想がもとになってアメリカでマインドフルネス瞑想が生まれ、日本に逆輸入されるなど、さまざまな流派の瞑想が出てきています。本格的にやりたい人は指導者についてきちんと習ったほうがいいと思いますが、毎日のリフレッシュ目的で心を整えたいという人は、瞑想をまねた『なんちゃって瞑想法』でも十分効果があると思います。姿勢、呼吸、無心という基本要素は、どの瞑想法も共通していますから」

それでは、C女史に自宅で簡単にできる瞑想のやり方を教わっていこう。

「まず、環境を整えてください。瞑想は静かな場所で集中しますから、集中を乱すようなものは排除します」

具体的には、散らかった部屋は気が散りやすいのできれいに掃除する。携帯電話は別の部屋に置いておこう。集中を高めるためにヒーリング音楽を流すのもいい。

「服装は体を締め付けないゆったりしたものがいいですね。軽くストレッチをして体をほぐしましょう。体が緊張しているといい姿勢が保てませんし、集中もつづかなくなります」

体をほぐすには、4章でご紹介した部分的緊張弛緩法を使ってみよう。体の各部分に力を入れて、一気に脱力する方法である。

「では、姿勢を整えます。結跏趺坐《けっかふざ》ができる人はいいですが、はじめて瞑想を行う人は無理にする必要はありません。お尻が足よりも上の位置にあると背筋がピンと伸びますから、座布団を二つ折りにしてお尻の下に敷いてあぐらをかくといいでしょう。あぐらがつらい人は、椅子に座った姿勢でもかまいません。その場合、浅く腰かけて背もたれに背がつかないようにしてください」

座り方が決まったら、背筋を伸ばして体を左右にゆすり、力を入れなくても姿勢が崩れない位置を探る。目は半眼といって半分閉じた状態にするが、まぶたがひくついてしまったり、うまくできない人は、完全に閉じてしまってもいい。手は手のひらを上に向けて組み、足の付け根に置く。

「姿勢ができたら瞑想に入ります。瞑想では呼吸がとても重要です。吐くときも吸うときも鼻で行う鼻呼吸をします。腹式呼吸になっているのが望ましいですが、はじめはあまり意識しなくてもかまいません」

鼻から息を吸い込み、時間をかけてゆっくりと鼻から息を吐き出していく。一定のリズムで呼吸を行っていく。

「呼吸に意識を集中して、吸って吐く動作を心の中で追ってください。さて、次は無心になるのですが、これが一番むずかしいと思います。無心という状態を経験したことがない人にとってはなおさらわかりづらいでしょう。矛盾しているようですが、コツは考えないようにしようとしないことです」

考えないようにしようと思えば思うほど、その考えが頭から離れず考えてしまう。頭が何かを考えだしたら、意識を呼吸に集中して息の出入りを静かに観察する。それでも頭に何か浮かんでくるようなら、考えている頭を上から俯瞰して観察する。

「無心になるってむずかしいですよね。すぐに雑念が出てきてしまうと思いますが、何かを考え始めたら呼吸に意識を向けるというのを繰り返してください。はじめのうちはうまくいかなくても、だんだんとコツがわかってきますよ」

この「なんちゃって瞑想法」を1日5分続けてみよう。

習慣として続けていくことで、ストレスが溜まらなくなり、心身がリフレッシュするのを実感できるはずだ。

その日1日をおだやかな気持ちで振り返り、
深い満足感を味わうことができれば、
また明日全力を尽くすためのエネルギーが湧き上がってくる。
ちょっとやそっとのことではめげない
しなやかな心をつくるのは、
そんな毎日の積み重ねである。

仕事（work）より成功（success）が先に来るのは、
辞書の中だけだ。

ヴィダル・サッスーン／実業家

私は天才ではない。
ただ、中には得意なこともある。
そういうことだけをやってきたんだ。

トーマス・J・ワトソン／IBM初代社長

明確な目標を定めた後は、執念だ。
ひらめきも執念から生まれる。

安藤百福／日清食品創業者

ヒット商品をつくる秘訣なんてない。
ただいえることは、ある種の能力があって、
ひたすら目的に向かって
そればかり考え続けておれば、
いつか花がひらくときがくる。
気持ちを持続しておくことが大切。

山内溥／任天堂元社長

役立つ人間だと人に思われたいか。
では、それを口に出すな。

パスカル／哲学者

気の応援メッセージ

石の上にも三年という。
しかし、三年を一年で習得する努力を
怠ってはならない。

松下幸之助／パナソニック創業者

度胸がほしければ、
恐ろしくて手が出ないことに挑んでみることだ。
これを欠かさずにやり続けて、
成功の実績をつくるのだ。

デール・カーネギー／実業家

こちらが望んでいること、
こうやりたいと欲していることを
スムーズに受け入れてもらうためには、
まず先方の心を知らねばならない。
人を動かすことのできる人は、
他人の気持ちになれる人である。
そのかわり、
他人の気持ちになれる人というのは自分が悩む。
自分が悩んだことのない人は、
まず人を動かすことはできない。

本田宗一郎／ホンダ創業者

できない、もうこれでいい。
やるだけやった、と言うな。
これでもやり足りない、
いくらやってもやり足りないと思え。
一心不怠に努力すれば、
努力した分だけ必ず良くなる。

大山梅雄／昭和の実業家

サラリーマン人生を面白くしたいなら、
与えられた持ち場ごとに、
一つでもいいから
「あれは私がやったんだ」と言える仕事を
やるようにしなさい。
先例に従って、
ソツなく仕事をこなすだけでは
後に何も残らない。
振り返ったとき、寂しいと思うよ。

河合滉二／サッポロビール元社長

すばらしい計画は不要だ。
計画は5％、実行が95％だ。

カルロス・ゴーン／日産自動車会長

超一流たちからの本

アタマは低く、アンテナは高く。

鈴木三郎助／味の素創業者

一つ上の仕事やれ。
社員は主任、主任は課長の、課長は部長の、
部長は役員の、
それではじめて大きな仕事ができる。

奥村綱雄／野村証券元会長

フィードバックが凡人を一流にする。

ピーター・ドラッガー／経営学者

人生は希望を6割達成できればまあまあいい。
7割いけば上出来である。
8割できれば感謝すべきなのである。

藤田田／日本マクドナルド創業者

心のもち方一つが、結局、
人生の運命を決定するんだ。

中村天風／思想家・実業家・日本初のヨーガ行者

天才とか聖人とかいう人を除けば、
人間はみな似たりよったりの能力と、感情の持ち主である。
これを悟らなければならないと思う。
つまり、我も人なら、彼も人なのである。

本田宗一郎／ホンダ創業者

参考文献

『つらい仕事が楽しくなる心のスイッチ』榎本博明（日経ビジネス人文庫）／『プロの学び力』清水久三子（東洋経済新報社）／『人は「暗示」で9割動く！』内藤誼人（すばる舎）／『溜め込まない技術』和田秀樹（大和出版）／『感情的にならない本』和田秀樹（新講社）／『仕事のコツ大全』トキオ・ナレッジ（PHP研究所）／『すごい「実行力」』石田淳（三笠書房）／『「全身の疲れ」がスッキリ取れる本』志賀一雅（三笠書房）／『「悩みグセ」をやめる9つの習慣』和田秀樹（だいわ文庫）／『セクシー心理学』大和まや（インデックス・コミュニケーションズ）／『起業して3年以上「続く人」と「ダメな人」の習慣』伊関淳（明日香出版社）／『ビジネス《最強》の心理術』樺旦純（三笠書房）／『なぜ一流は「その時間」を作り出せるのか』石田淳（青春出版社）／『折れない心をつくるたった1つの習慣』植西聰（青春出版社）／『勝つ人のメンタル』大儀見浩介（日本経済新聞出版社）／『「感情の整理」が上手い人下手な人』和田秀樹（新講社）／『どうでもいい小さなことで不機嫌にならない本』和田秀樹（PHP研究所）／『成功習慣』中井隆栄（ユウメディア）／『すぐに試したくなる実戦心理学！』おもしろ心理学会編（青春出版社）／『明日が変わる座右の言葉全書』話題の達人倶楽部（青春出版社）／『こころ涌き立つ英語の名言』晴山陽一（青春出版社）

青春新書
PLAYBOOKS
人生を自由自在に活動《プレイ》する

人生の活動源として

いま要求される新しい気運は、最も現実的な生々しい時代に吐息する大衆の活力と活動源である。

文明はすべてを合理化し、自主的精神はますます衰退に瀕し、自由は奪われようとしている今日、プレイブックスに課せられた役割と必要は広く新鮮な願いとなろう。

いわゆる知識人にもとめる書物は数多く窺うまでもない。

本刊行は、在来の観念類型を打破し、謂わば現代生活の機能に即する潤滑油として、逞しい生命を吹込もうとするものである。

われわれの現状は、埃りと騒音に紛れ、雑踏に苛まれ、あくせく追われる仕事に、日々の不安は健全な精神生活を妨げる圧迫感となり、まさに現実はストレス症状を呈している。

プレイブックスは、それらすべてのうっ積を吹きとばし、自由闊達な活動力を培養し、勇気と自信を生みだす最も楽しいシリーズたらんことを、われわれは鋭意貫かんとするものである。

―創始者のことば―　小澤和一

編者紹介

ビジネス心理総研

各界で活躍する超一流たちへの取材と心理学を中心とした最新学術研究とをつなぎ合わせ、日々検証を行う総合研究チーム。ビジネス界の最前線で活躍する人材を育成することをミッションとしている。

トップアスリートから経営者《けいえいしゃ》、心《こころ》の専門家《せんもんか》まで
うまくいっている人《ひと》の心《こころ》を整《ととの》えるコツ

青春新書 PLAYBOOKS

2017年9月15日　第1刷

編　者　ビジネス心理総研《しんりそうけん》

発行者　小澤源太郎

責任編集　株式会社プライム涌光

電話　編集部　03(3203)2850

発行所　東京都新宿区若松町12番1号 〒162-0056　株式会社青春出版社

電話　営業部　03(3207)1916　振替番号　00190-7-98602

印刷・図書印刷　製本・フォーネット社

ISBN978-4-413-21095-9

青春新書
PLAYBOOKS

人生を自由自在に活動する——プレイブックス

「保険のプロ」が生命保険に入らないもっともな理由

後田 亨

「2人に1人ががんになる」「いざという時のため」と考えて保険に入る人は損をする。では、保険のプロはどうしているのか!

P-1091

悩みの9割は歩けば消える

川野泰周

精神科医・心療内科医で禅僧の著者が、たった1分で脳の疲れがとれる、効果が科学的に実証された「マインドフルな歩き方」を初公開!

P-1093

「言いたいこと」がことばにできる!
大人の語彙力が面白いほど身につく本 LEVEL2

話題の達人倶楽部[編]

人の「品性」は、ことばの選び方にあらわれる! うっかり使うと笑われることばから、ひと味違う知的な言い方まで——。

P-1094

トップアスリートから経営者、心の専門家まで
うまくいっている人の心を整えるコツ

ビジネス心理総研[編]

「心の持ち方」次第で人生は変わる。超一流たちが実践している心の整え方を大公開。今必要な心のコントロール方法が必ず見つかる!

P-1095

お願い　ページわりの関係からここでは一部の既刊本しか掲載してありません。
折り込みの出版案内もご参考にご覧ください。